AF247003

FORMULAIRE

DES

RÉGIMES ALIMENTAIRES

FORMULAIRE

DES

RÉGIMES ALIMENTAIRES

A L'ÉTAT DE SANTÉ
ET A L'ÉTAT DE MALADIE

PAR

Le Dr H. GILLET

Ancien interne des Hôpitaux de Paris,
Chef du Service des maladies des enfants à la Policlinique
de Paris.

———

AVEC FIGURES INTERCALÉES DANS LE TEXTE

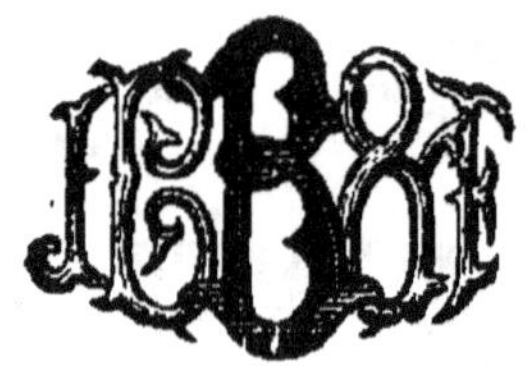

PARIS

LIBRAIRIE J.-B. BAILLIÈRE ET FILS

19, Rue Hautefeuille, près du Boulevard Saint-Germain

———

1897

PRÉFACE

Le titre de *Formulaire* adopté pour ce livre, indique déjà par lui-même l'idée directrice qui a présidé à sa rédaction. Il ne nous a pas semblé suffisant de nous en tenir à quelques recommandations générales, mais nous avons cru au contraire que nous devions entrer dans le détail.

Les prescriptions alimentaires méritent, de même que les prescriptions pharmaceutiques, d'être formulées d'une façon précise et non tracées simplement d'une façon générale plus ou moins vague.

C'est l'occasion de faire ressortir ici la grande latitude que possèdent les médecins militaires pour l'adaptation du régime à chaque malade en particulier. Dans nos hôpitaux civils, on est encore à attendre que l'administration veuille bien confier au médecin, parce qu'il est seul compétent, la direction complète de l'alimentation, sans entrave bureaucratique.

Dans ce qui va suivre, la préoccupation constante a été de mettre sous les yeux du praticien des notions nettes et claires et de lui faciliter la recherche d'un détail désiré. Pour atteindre ce but, on s'est astreint à ce que ce fût toujours dans le même ordre que se déroulât chaque article consacré à un régime particulier.

Sous la rubrique *Base du régime* sont exposées les notions scientifiques qui doivent servir à l'établissement du régime. C'est à cette place qu'on trouve les indications que doit remplir un mode donné d'alimentation. C'est le pourquoi du régime.

Viennent ensuite les détails qui se rapportent à la *composition du régime*. C'est ici le chapitre de fond. Il répond à la question posée par le premier article ; il montre comment on peut remplir par le régime certaines indications. C'est le comment du régime.

Pour obéir toujours à la préoccupation d'ordre et de méthode, on a rangé les aliments d'une façon uniforme, en conformité avec nos habitudes culinaires françaises et notre manière de dresser le menu de nos repas.

En premier lieu figurent les *boissons* prises avec les aliments, puis le genre de *pain*.

Les détails relatifs aux *aliments solides* sont

donnés systématiquement, d'abord pour ce qui concerne la *viande*, puis le *poisson* (mollusques et crustacés annexés).

Les *légumes* et autres substances végétales de l'alimentation se présentent après.

Les *fruits* terminent la nomenclature avec les *fromages* et les *desserts*.

C'est donc dans l'ordre d'un menu que se présenteront les renseignements divers que comporte chaque régime.

Ce mode d'exposition semble avoir un intérêt pratique de premier ordre qui l'a fait adopter.

Il ne suffit pas d'indiquer aux malades la nature des substances qu'ils doivent manger, il faut aussi régler le nombre des repas et l'intervalle à mettre entre chacun de ceux-ci. C'est ce qu'on trouvera sous le titre de *Mode d'administration*. La ration y est intimement liée.

Les *résultats* que peut donner le régime décrit, les *inconvénients* qu'il peut entraîner, remplissent le paragraphe suivant.

Pour compléter la formule détaillée de chaque régime, chaque article se termine sur les *indications* et les *contre-indications*.

Une PREMIÈRE PARTIE comprend tout ce qui regarde les régimes en général, la composition des aliments, le mode d'administration.

La SECONDE PARTIE comprend les régimes à l'état de santé avec leurs variantes selon les états physiologiques ou sociaux.

Dans la TROISIÈME PARTIE se trouvent la description des régimes à l'état de maladie, régimes généraux, régimes spéciaux, avec tous les détails nécessaires même au point de vue culinaire.

Coordonnés de cette façon, les documents qui entrent dans la rédaction de ce livre seront facilement retrouvés à leur place respective, sans perte de temps pour celui qui veut les consulter : *Time is money.*

Dr H. GILLET.

15 septembre 1896.

FORMULAIRE

DES

RÉGIMES ALIMENTAIRES

PREMIÈRE PARTIE

LES RÉGIMES ALIMENTAIRES EN GÉNÉRAL

CHAPITRE PREMIER

LE RÉGIME ET LA RATION.

On a discuté pour savoir si l'étude des régimes devait être rangée dans l'hygiène ou dans la thérapeutique. Quelques uns, conciliants, ont cru trancher la difficulté; ils ont dit que c'était de l'hygiène thérapeutique. L'accouplement de ces deux mots a paru monstrueux à quelques autres. On peut dire aussi que le régime physiologique appartient à l'hygiène, et que les régimes dans les maladies ressortissent à la thérapeutique.

Nous ne romprons point de lances dans cette querelle, où l'on joue sur les mots sans entrer dans le fond des choses.

Hygiène ou thérapeutique, les prescriptions diététiques coudoient dans les ordonnances médicales les prescriptions pharmaceutiques. Parfois même, les détails consacrés à l'établissement du régime l'emportent de beaucoup en longueur ou en importance sur les formules médicamenteuses.

De ce chef, les différents régimes alimentaires méritent l'attention du médecin praticien ; ils font partie de son bagage scientifique, au même titre que la connaissance des substances pharmaceutiques.

Régime alimentaire. — On appelle *régime alimentaire* l'usage méthodique et raisonné qu'on doit faire des aliments.

Ration. — La *ration* représente la quantité de ces aliments consommés quotidiennement.

L'étude du *régime* se lie intimement à celle de la *ration*. De même qu'il faut savoir ce qu'on doit faire manger au malade, comme à l'individu bien portant, de même il importe de connaître la quantité nécessaire d'aliments. Une ration insuffisante amène l'inanition, une trop copieuse la surcharge.

Comme Molière le fait dire par la voix de son *Avare*, il faut manger pour vivre et non vivre pour manger. Dans le même ordre d'idées, on a fait remarquer que nous ne nous nourrissons pas de ce que nous mangeons, mais de ce que nous digérons. Les aliments en trop, ceux que nous ne digérons pas, ne constituent même pas une simple surcharge, mais un danger d'auto-intoxication. Il ne faudra pas perdre de vue cette possibilité lorsqu'on voudra faire de la suralimentation. On devra dans ce cas venir en aide à la puissance digestive du sujet, par la prescription de ferments digestifs : pepsine, pancréatine, maltine et par la division des aliments.

L'importance de la diététique ne se montre pas si minime, si l'on considère qu'elle remplit deux indications capitales.

Elle donne les moyens de réparer les pertes subies par l'organisme et indique les substances les mieux aptes à remplir ce but.

Elle fait rejeter de l'alimentation les substances nuisibles, dont la consommation ne servirait qu'à entretenir ou à créer l'état pathologique qu'on se propose justement de guérir ou de prévenir. Voilà son rôle dans l'art de guérir.

C'est donc presque toujours en partie double que se prescrivent les régimes, d'un côté *ce qu'il faut faire*, d'un autre *ce qu'il ne faut pas faire*. Souvent même, la prohibition l'emporte de beaucoup sur la licence au point de vue de l'importance. Cette espèce de comptabilité en partie double, le médecin doit la tenir pour son malade et lui en faire prendre bonne note.

Régimes normaux ou physiologiques. — Pour arriver à classer d'une façon méthodique les régimes divers dont on peut faire usage, depuis les plus habituels, les plus journaliers, jusqu'aux régimes exceptionnels, l'ordre logique nous indique de commencer par l'étude du *régime normal* ou plutôt des *régimes normaux* ou *physiologiques*, c'est-à-dire des divers modes d'alimentation usités à l'état de santé.

Cette première partie permet d'envisager la question à son point de départ. Elle nous montre comment à l'état de santé est résolu le problème de l'alimentation pour l'être humain sain.

Régimes du malade. — Ces prémisses physiologiques posées, il devient facile de comprendre les modifications plus ou moins importantes qu'il faut faire subir aux régimes normaux, lorsqu'il s'agit de guider l'alimentation du sujet, non plus bien portant, mais malade.

Dans l'application que le médecin doit faire des régimes alimentaires aux sujets malades, il lui faut résoudre deux problèmes.

Dans le premier, c'est affaire de ration. L'homme malade, selon les périodes de sa maladie et selon la nature de celle-ci, doit souvent moins manger qu'un individu sain. C'est le *rationnement*.

Parfois sa ration au lieu de se restreindre doit s'augmenter. C'est la *suralimentation*.

Le second point a trait à la nature même des substances alimentaires dont il convient de faire un choix judicieux. On doit ne tolérer que des produits de bonne qualité, les bons morceaux.

La préparation des aliments n'est pas moins capitale. Selon tel ou tel mode d'assaisonnement, tel aliment facilement digestible en nature, perd complétement cette qualité. Il y a par exemple une différence du tout au tout entre un œuf à la coque mollet et un œuf dur.

Une fois le morceau de choix arrivé à la cuisine, il ne faut pas que le mode de cuisson ou la sauce surajoutée en détruise les propriétés eupeptiques.

Variétés des régimes. — Qu'on applique les régimes alimentaires à l'état de santé ou à l'état de maladie, on peut distinguer certaines variétés dans le mode d'alimentation.

De même qu'à l'état de maladie on prescrit certains régimes alimentaires spéciaux, comme le régime lacté, le régime antidiabétique ; de même à l'état de santé, on doit faire dans les régimes pris en général des catégories selon la prédominance de tel ou tel aliment employé.

Régime mixte. — En réalité, le vrai régime alimentaire de l'homme est un régime mixte. C'est le régime le plus universellement répandu.

Pour les besoins de sa nutrition, l'être humain doit se procurer des matériaux très divers qu'il ne saurait trouver dans un régime exclusif. Aussi doit-on considérer comme régimes d'exception tous ceux qui s'écartent du régime mixte, tel le *régime carné* et le *régime végétarien*.

Lorsqu'on veut se donner la peine de regarder d'un peu près la composition de ces régimes, on s'aperçoit immédiatement que leur exclusivisme n'est que très relatif et nullement absolu. Leur dénomination n'est pas tout à fait exacte.

Régime carné. — Pour le *régime carné*, il n'y a aucun doute. L'usage de la viande, rien que de la viande, n'a jamais été pratiqué rigoureusement ; on y joint toujours au moins du pain.

Lorsqu'on parle de régime carné, on emploie une expression inexacte en soi, et l'on entend désigner sous ce nom une alimentation dans laquelle la viande tient une très large part et les aliments végétaux jouent un rôle tout à fait effacé, mais pas nul pour cela.

Régime végétarien. — On arrive peut-être à un exclusivisme un peu plus accentué avec le *régime végétarien*, parce que l'usage de substances tirées du règne végétal se supporte mieux.

Toutefois, on remarque bientôt que ce régime végétal de nom, fait bien des concessions au régime animal, quand ce ne seraient que les œufs, le lait et ses dérivés, qui ne peuvent en aucune façon être comptés comme produits végétaux. Ce régime végétal mériterait plutôt le nom de *régime maigre*.

Variations du régime. — Le régime subit aussi quelques modifications dans la nature des aliments utilisés, et plus encore dans leur quantité, selon différentes circonstances, dont les principales sont l'âge, le sexe et la condition sociale.

On ne nourrit pas le nouveau-né et le nourrisson comme l'enfant plus âgé. Il y a un régime et une ration pour l'adolescent, le jeune homme, l'adulte et le vieillard.

Le sexe a aussi son influence, peut-être moins relativement à la qualité qu'à la quantité. La femme a de plus des fonctions spéciales, et des états spéciaux : grossesse, lactation, qui créent des indications.

Les conditions de la vie créent des nécessités alimentaires, à indications plus ou moins bien remplies dans les différentes classes sociales. C'est ainsi que nous verrons le régime que suivent, ou que devraient suivre, le citadin, l'ouvrier, le soldat, le religieux.

A conditions d'existence différentes, régimes différents.

En somme, adaptation du régime aux besoins physiologiques.

Il faut en plus faire la part des mœurs, des habitudes, de l'accoutumance, facteurs rien moins que négligeables dans une aussi importante fonction que celle qui subvient à l'entretien de la vie et à la croissance de l'être.

Tableau synoptique des régimes alimentaires.

Selon la prédominance du genre d'aliments....
- Mixte.
- Carné.
- Végétarien.

Selon l'âge .....
- Nourrisson.
- Enfant (croissance).
- Adolescent (croissance, puberté).
- Adulte.
- Vieillard.

Selon la condition sociale........
- Citadin.
- Homme de sport (cycliste, etc.).
- Ouvrier.
- Paysan.
- Soldat.
- Marin.
- Religieux (trappiste et chartreux).

Selon le sexe....
- Homme.
- Femme.
  - Femme enceinte.
  - Nourrice.

Selon les climats.

CHAPITRE II

BASE DES RÉGIMES EN GÉNÉRAL

Aliments. — L'homme, de tout temps, a mis à contribution les produits qui l'entouraient pour satisfaire sa faim et, après expérience faite de la qualité alibile de certaines substances, il s'en est tenu à un certain nombre.

Empiriquement les cuisiniers ont trouvé ce que la science a confirmé, que la diversité de l'alimentation était une des nécessités d'une bonne nutrition.

Composition des aliments. — Les aliments que nous ingérons doivent comme qualité et comme quantité être adéquats à nos besoins physiologiques ; ils doivent, après une série de transformations, remplacer au fur et à mesure les produits usés par l'activité fonctionnelle de nos organes. De ces matériaux de remplacement que sont les aliments, on peut, tout au moins théoriquement, concevoir la composition, qui doit se rapprocher de celle de nos principaux tissus auxquels ils doivent fournir. C'est là simple affaire de chimie, mais dans cette chimie-là, nos connaissances encore limitées ne nous permettent que de poser des généralités. Dans le problème de la nutrition nous ne possédons souvent que le point d'arrivée et celui de départ, les actes intermédiaires nous échappent dans leur complexité infinie.

Quoi qu'il en soit, l'homme pour se nourrir doit trouver, à côté de l'eau qui imprègne tous les tissus et fait partie intégrante des éléments anatomiques, des substances azotées ou albuminoïdes, des corps gras, des produits hydrocarbonés et des sels minéraux. Il faut qu'il les emprunte à la nature environnante.

Les substances qu'il mange ou aliments doivent contenir tous ces éléments et il doit les associer de telle sorte qu'aucune des catégories précitées ne fasse défaut ou que la balance un jour mal équilibrée prenne son équilibre à bref délai.

Les aliments dont l'homme fait usage appartiennent soit au règne animal, soit au règne végétal, soit au règne minéral. L'homme, être essentiellement omnivore, emprunte à chacun de ces trois règnes les éléments nécessaires à sa nourriture variée.

Aliments tirés du règne animal. — Le règne animal fournit principalement les produits azotés, le règne végétal, le sucre et les féculents, le règne minéral, les sels minéraux et l'eau.

Les corps gras ont une provenance diverse, le règne minéral lui-même en fournit, il est vrai, mais peu employés à l'alimentation. Le pétrole, sous le nom d'*huile de gabian*, a été utilisé comme succédané de l'huile de foie de morue.

En fait, la séparation de ces produits par règne naturel n'est pas du tout aussi nettement établie dans la réalité que dans la classification, forcément exclusive, et ne va pas sans entorse donnée à la vérité,

I.

On rencontre, dans les produits du règne animal, des substances sucrées (glucose, lactose, etc.), et des corps amylacés (glycogène, etc.).

Aliments tirés du règne végétal. — On trouve dans les végétaux des matières azotées (albumine et fibrine, caséine végétale, légumine, gluten, etc.).

Les haricots et les pois sont employés par les Chinois et les Japonais à la fabrication d'un fromage, grâce à la teneur de ces graines en caséine végétale. Le toa-foo des Chinois est fait avec des pois, le tofu des Japonais avec des haricots.

Aliments tirés du règne minéral. — Les aliments tirés du règne végétal et ceux donnés par le règne animal contiennent tous une proportion plus ou moins notable de sels minéraux, inséparables de leur composition, que le règne minéral ne fournit pas seul.

C'est à l'aide de ces matériaux complexes que l'homme doit se pourvoir, il doit les combiner de telle façon qu'il ne lui manque aucun des éléments nécessaires à satisfaire le mouvement incessant d'entrée et de départ, dont la balance exacte s'impose comme condition première de son existence.

Le maintien de la vie est à ce prix. Mais on conçoit qu'il puisse s'établir des variantes parmi les aliments des divers règnes de la nature.

Les albuminoïdes végétaux pourraient parfois suppléer les albuminoïdes animaux. Et de fait, les Asiatiques en dehors du riz, base de leur alimentation, n'emploient guère que des légumes et du poisson, à peine de viande.

Les médecins militaires japonais, malgré l'insuffisance théorique de l'alimentation nationale, et la pauvreté du riz en azote reconnaissent cependant que c'est encore la nourriture qui permet à leur soldat le maximum de travail, plus que la nourriture européenne.

Il y a là un fait curieux d'accoutumance atavique séculairement transmis.

CHAPITRE III

COMPOSITION DES RÉGIMES EN GÉNÉRAL

Ce n'est pas sous la forme pure de substances azotées, de corps gras, de féculents, de sucres ou de sels, chacun de ces produits chimiquement isolés, que nous prenons les éléments de nos repas.

Les aliments que nous employons à nous nourrir forment en général un tout complexe, parfois des aliments presque complets, comme le lait par exemple. Il y a utilité à connaître leur composition intime pour nous permettre de fixer notre choix ou de guider notre refus, selon les circonstances spéciales du moment et les indications pathologiques.

Les produits divers dont nous nous alimentons se présentent à nous, soit sous forme de liquides, ce sont les *boissons proprement dites*, soit sous forme solide ou *aliments proprement dits*, qui comprennent chez nous, le *pain*, la *viande*, le *poisson* (crustacés et mollusques compris), les *légumes* verts ou farineux, avec les farines et les fécules alimentaires, les tubercules et les racines diverses, etc., les *fruits*,

CHAPITRE IV

COMPOSITION DES PRINCIPAUX ALIMENTS

Article Iᵉʳ. — Aliments liquides ou boissons.

Eau.

L'eau constitue la boisson par excellence, elle est nécessaire à l'intégrité de nos tissus.

Au point de vue alimentaire, ce que nous appelons de l'eau ne correspond pas au corps chimique H_2O, mais s'applique à ce liquide additionné naturellement d'un certain nombre de substances salines et de gaz dissous.

L'eau distillée se consomme peu. En ce cas, on doit l'aérer et la filtrer, car elle laisse cultiver des microorganismes et des mucédinées. De plus, si elle remplit bien son rôle comme appoint de liquide fourni à l'organisme, elle ne répare en rien les pertes salines, en sels de chaux particulièrement.

Les eaux de consommation habituelle se rangent en deux groupes : les *eaux ordinaires*, et les *eaux minérales dites de table*.

I. — *Eaux ordinaires.*

Eau pure et salubre. — Une eau pure et salubre doit contenir environ 0ᵍʳ,114 de matières fixes par litre, dont la nature peut varier, à condition cependant qu'il ne s'agisse pas de sels actifs à faibles doses ou toxiques, sulfures, arséniates,

Voici quelques analyses des eaux les plus communes :

Eau de pluie.

Azote......................	6,397
Ammoniaque..............	1,135 à 9,646
Acide azotique............	1,837 à 36,330
Chlore....................	2,801
Chaux....................	6,220
Magnésie	2,100

Eau de pluie à l'observatoire de Paris (Barral).

Après repos en *citerne* et filtrage, on peut utiliser cette eau pour l'alimentation. Selon les milieux, c'est une eau assez pure.

Eau de puits. — Les matières dissoutes dépendent de la constitution du terrain, par conséquent varient dans une très large mesure.

Aux environs de Paris, certains puits donnent une eau calcaire non potable. Le plus souvent, il faut se méfier des eaux de puits infectées par les infiltrations organiques, par les fosses d'aisances.

Eau de rivières. — C'est aux fleuves et aux rivières que nous devrions emprunter notre eau de consommation habituelle.

La grande masse d'eau qu'ils représentent constituerait un riche approvisionnement où l'on pourrait abondamment puiser pour nos besoins sans crainte d'insuffisance.

La généralité des cours d'eau du globe charrient un liquide, qui, filtré, serait de constitution chimique convenable, à peu d'exception près, comme certains rios d'Amérique ou certains oueds d'Afrique à eau magnésienne.

Malheureusement, les usines, les égouts, les

souillent à peu de distance de leur origine (1) et nous privent d'une ressource aussi précieuse.

Voici la composition chimique de l'eau de nos principales rivières (d'après M. Sainte-Claire Deville) :

		LOIRE Pont de Meung près Orléans.	GARONNE En amont de Toulouse.	RHÔNE Genève avant l'Arve.	SEINE Bercy.
		litre	litre	litre	litre
Gaz.	Acide carbonique......	0,0018	0,0170	0,0080	0,0162
	Azote................		0,0157	0,0184	0,0120
	Oxygène.............	0,0202	0,0079	0,0084	0,0039
		0,0220	0,0406	0,0348	0,0324
		gr.	gr.	gr.	gr.
	Acide silicique........	0,0406	0,0085	0,0238	0,0244
	Alumine.............	0,0071	»	0,0039	0,0005
	Peroxyde de fer........	0,0055	0,0031	»	0,0025
	Carbonate de chaux	0,0481	0,0645	0,0789	0,1655
	— de magnésie ..	0,0061	0,0034	0,0049	0,0034
Matières fixes.	— de soude......	0,0146	0,0065	»	»
	— de manganèse.	»	0,0030	»	»
	Chlorure de sodium.....	0,0048	0,0032	0,0017	0,0123
	— de magnésium.	»	»	»	»
	Sulfate de potasse	»	0,0076	»	0,0050
	— de soude.......	0,0034	0,0053	0,0074	»
	— de chaux.......	»	»	0,0466	0,0269
	— de magnésie ...	»	»	0,0063	»
	Silicate de potasse.....	0,0044	»	»	»
	Azotate de potasse.....	»	»	0,0040	»
	— de soude.......	»	»	0,0045	0,0094
	— de magnésie...	»	»	»	0,0052
		0,1346	0,1367	0,1820	0,2344

(1) Voyez Guichard, *l'Eau dans l'Industrie.* Paris, 1894.

Ces eaux appartiennent à la classe des eaux potables par leur composition chimique, réserve faite au point de vue bactériologique. Une eau potable chimiquement, peut n'être plus potable bactériologiquement.

L'eau de Marne qu'on distribue dans la banlieue de Paris, et l'eau de Seine qu'on substitue à l'eau de source pendant l'été, ne peuvent être considérées comme potables.

Leur composition chimique, surtout celle de l'eau de Seine puisée avant son passage à Paris, les fait admettre comme potables au point de vue chimique, sauf déjà une certaine quantité de matière organique, mais elles sont souillées par un grand nombre de bactéries.

Nous donnons d'après le Docteur P. Miquel la composition microbienne des eaux distribuées à Paris (Bactéries par centimètre cube).

Le tableau qu'on va lire (p. 16 et 17) nous montre que la souillure des eaux n'a pas comme leur composition une fixité aussi grande.

Il y a des variations d'une année à l'autre, d'un mois à un autre.

Du reste, si le nombre global des bactéries contenu dans une eau, qu'on serait tenté de livrer à la consommation, suffit pour la faire ou non proscrire, la nature des microorganismes importe beaucoup plus.

Quelques microbes pathogènes rendent immédiatement une eau dangereuse à l'hygiène publique.

Malheureusement ce n'est souvent qu'après un

Nombre des microbes dans les eaux de Paris.

| MOIS | EAUX DE SOURCES | | | | | EAUX DE RIVIÈRES | | | | | |
| | VANNE RÉSERVOIR | | DHUIS RÉSERVOIR | | AVRE RÉSERVOIR | CANAL DE L'OURCQ | | MARNE | | DRAIN DE SAINT-MAUR | |
	1894	Année normale	1894	Année normale	1894	1894	Année normale	1894	Année normale	1894	Année normale
Janvier	993	1.210	10.300	6.265	3.450	29.000	121.800	315.000	107.125	"	5.625
Février	1.250	2.600	3.400	6.350	2.825	21.000	101.395	177.000	184.500	"	7.230
Mars	855	2.015	7.950	5.320	6.235	63.000	124.750	321.000	145.900	12.000	12.000
Avril	410	1.075	505	3.785	995	87.000	52.640	45.000	49.410	177.500	7.700
Mai	1.925	1.150	555	1.935	350	36.000	59.280	21.000	35.930	6.000	2.740
Juin	225	685	3.310	1.385	425	24.000	30.220	33.000	28.865	4.250	2.410
Juillet	210	855	2.865	1.375	165	15.000	32.250	11.000	30.800	2.750	13.690
Août	100	845	1.080	820	950	18.000	18.500	40.750	24.140	2.000	2.030
Septembre	415	495	"	830	450	30.000	17.310	18.000	12.305	4.250	4.520
Octobre	350	920	"	1.265	440	44.400	61.070	33.300	27.725	18.750	4.650
Novembre	500	830	"	7.165	1.330	98.000	106.370	125.000	128.830	5.000	4.315
Décembre	925	975	"	10.275	700	115.000	172.640	95.500	191.355	13.250	7.210
Moyennes annuelles	680	1.135	3.745	3.900	1.525	57.200	74.850	100.460	30.580	8.600	6.180

événement fâcheux, après une épidémie, qu'on s'aperçoit de la véhiculation du fléau par le liquide.

Une eau fluviale, d'ordinaire si non absolument pure, du moins suffisamment inoffensive, peut, par suite de circonstances spéciales, s'infecter. C'est le cas pour certaines épidémies de caserne.

Dans une épidémie récente de fièvre typhoïde, qui a fait à Beyrouth en Asie Mineure de grands ravages, M. le Dr de Brun de Boisnoir a décelé le bacille d'Eberth dans les eaux du fleuve Chagre. Une inondation subite répandit sur des terrains jusque-là jamais immergés, l'eau infectée dans une région située au-dessus de la ville.

Eaux de sources. — Ce sont les meilleures à boire, les plus pures, les plus fraîches. Les villes doivent chercher à s'en approvisionner en quantité suffisante.

Voici d'après M. Albert Lévy, la composition moyenne, pour une période de 8 années, des eaux distribuées à Paris

	DEGRÉ HYDROTIMÉTRIQUE		CHAUX		Chlore	Matière organique	Azote nitrique	OXYGÈNE DISSOUS			Résidu sec à 125°	Matière volatile
	Total	Après ébullition	Totale	des carb. ter				Immédiat	Après 12 h	100 r.		
			mg	mg.	mg.	mg.	mg.	mg.	mg.		mg	mg.
Vanne (Réservoir).....	20.5	4.4	113	112	5	0.8	2.6	11.0	10 0	9	255	47
Vanne (Canalisation)..	20.8	4.3	113	115	5	0.71	2.8	10.8	10.0	7	254	11
Dhuis (Réservoir).....	23.0	6.6	108	118	7	1.1	2.9	10.0	9.7	11	284	56
Dhuis (Canalisation)...	22.7	6.0	110	119	7	0.91	2.0	10.7	10.0	8	288	56
Avre (Réservoir)......	16.5	6.3	88	83	12	1.0	2.8	11.0	10.0	14	235	53
Ourcq.................	35.2	12.3	143	152	10	2.5	2.3	10.3	8.8	15	422	80
Marne.................	23.6	7.0	110	117	6	1.7	2.2	10.6	9.3	13	293	56
Drain de Saint-Maur...	25.2	8.4	117	116	8	1.4	2.4	9.4	8.1	14	316	60
Seine (Usine d'Ivry)...	19.0	5.2	101	102	7	2.6	2.3	10.7	9.3	13	247	45
Seine (Us. d'Austerlitz)	19.5	5.5	103	104	7	2.8	2.3	10.6	8.8	17	253	47
Seine (Usine de Chaillot)	20.7	5.9	100	109	7	2.5	2.1	10.0	7.8	22	260	51

Ces chiffres sont à rapprocher de ceux qui caractérisent, d'après le Comité consultatif d'Hygiène publique de France et d'une manière tout à fait approximative, la valeur des eaux au point de vue de la consommation publique.

	TRÈS PURE	POTABLE	SUSPECTE	MAUVAISE
Degré hydrotimétrique total	5° à 15°	15° à 30°	au-dessus de 30°	au-dessus de 100°
Degré hydrotimétrique après ébullition.....	2° à 5°	5° à 12°	12° à 18°	au-dessus de 20°
Matière organique (par litre)	moins de 1 milligr.	moins de 2 milligr.	3 à 4 milligr.	plus de 4 milligr.
Chlore (par litre) sauf au bord de la mer...	moins de 15 milligr.	moins de 40 milligr.	50 à 100 milligr.	plus de 100 milligr.
Acide sulfurique.....;	2 à 5 milligr.	5 à 30 milligr.	au-dessus de 30 milligr.	au-dessus de 50 milligr.

Dans ces renseignements analytiques, sous

forme de tableau comparatif, on constate la grande différence qui sépare les eaux de source proprement dites des eaux de rivières.

Ce que la numération des bactéries donnée plus haut montrait d'une évidente façon, le degré hydrotimétrique le marque de même.

L'eau de l'Ourcq d'abord, celui de la Marne ensuite, puis celle de la Seine doivent à cause de leur pollution être rejetées de la consommation.

Aucun filtre, d'une façon pratique pour un approvisionnement en grand, n'arrive à parfaire leur purification.

Eaux des puits artésiens. — Ces eaux prennent rang à côté des eaux de rivières. Elles proviennent, en effet, de vrais ruisseaux sousterrains et sont artificiellement amenées à la surface du sol d'où elles jaillissent.

A Paris, nous disposons d'une eau semblable, celle du puits de Grenelle, dont voici la composition :

Puits de Grenelle, température 28° (PELIGOT).

Gaz...	Acide carbonique..............	9 c.c.
	Azote	14
	Oxygène	0
		25 c.c.
Résidu fixe.	Carbonate de chaux............	0,058
	— de magnésie.........	0,016
	— de potasse	0,011
	— de protoxyde de fer.	0,003
	Sulfate de soude.............	0,016
	Hyposulfite de soude.........	0,009
	Chlorure de sodium	0,009
	Silice......................	0,010
	Matière organique............	traces
		0,132

II. — *Eaux minérales de table.*

Cette catégorie d'eaux côtoie les eaux thérapeutiques.

Leur nombre se multiplie tous les jours. Parmi les principales eaux minérales de table, on peut citer :

Saint-Galmier, Chabetout, Morny-Château-Neuf, Evian, Condillac, Saint-Pardoux, Saint-Myon, Enval, Clermont-Ferrand, Vernet, quelques-unes d'usage surtout local, Spa, Bussang, Chateldon, Soultzmatt, Chaudefour, etc.

Quelques exemples, pris parmi les eaux usuelles, suffiront pour fixer les idées.

Eau d'Alet (Aude).

Source communale, d'après l'analyse de M. A. CARNOT.

Résidu fixe	0 gr. 2430
Acide carbonique libre.................	0,1522
Silice.............................	0,0230
Bicarbonate de protoxyde de fer........	0,0048
— de magnésie...............	0,0541
— de chaux	**0,2045**
Sulfate de chaux......................	**0,0198**
Chlorure de potassium	traces
— de sodium.................	0,0183
Matières organiques..................	0,0024
	0,4791

Cette eau se tient dans les limites des eaux de source.

Eau de Saint-Galmier.

Eau acidule calcaire de Saint-Galmier (Fontforte)
d'après Armand GAUTIER.

Gaz......   Acide carbonique libre. $2^{gr},082$

Bicarbonate de sodium....... 0,238
—   de calcium....... } 1,037
—   de magnésium.. }
—   de fer, de manga-
    nèse.......... 0,009
—   de strontium.... 0,007
Sulfate de sodium.......... 0,079
Chlorure de sodium......... 0,216
Sulfate de calcium.......... 0,180
Nitrate de magnésie......... 0,060
Silice..................... 0,036
Phosphates................. traces
Matière organique non azotée. 0,024

Matières fixes.

Sources centrales de Saint-Galmier,
d'après M. DE LUYNES.

Acide carbonique libre................ $1^{vol}1/2$

Bicarbonate de soude................. 0,180
—   de potasse.............. 0,008
—   de chaux................ 1,050
—   de fer et manganèse....... 0,006
Sulfate de chaux.................... 0,020
Chlorure de sodium................. 0,250
—   de magnésium............ 0,010
Silice.............................. } 0,005
Alumine........................... }
Matières organiques................. traces

TOTAL............... 1,529

Eaux de Vals.

Vals-Délicieuses n° 1, d'après Gustave FORTIER.

Acide carbonique......................	1,047
Oxygène...............................	} 0,009
Azote.................................	
Bicarbonate de soude..................	1,371
— de potasse................	0,022
Chlorure de sodium....................	0,023
Carbonate de protoxyde de fer.........	0,003
— de chaux...................	0,027
— de magnésie	0,616
Silice................................	} 0,049
Alumine...............................	
Sulfate de potasse....................	0,625
Total des éléments solides..........	2,736

Vals, source Elisabeth.

Bicarbonate de soude..................	1,280
— de chaux...................	0,448
— de magnésie...............	0,016
— de potasse................	0,002
— de fer....................	} 0,006
— de manganèse.	
Chlorure de sodium....................	0,080
Silicate..............................	} 0,060
Silice	
Acide borique	traces
Total des produits solides..........	1,892
Acide carbonique libre..............	1,800

D'autres sources possèdent une plus forte minéralisation.

Vals, source Mireille, d'après A. Leclerc.

Gaz. Acide carbonique libre...	3,4820
Bicarbonate de soude..................	1,8910
— de chaux..................	**0,2830**
— de magnésie..............	0,2590
— de potasse............... ..	0,0834
— de fer....................	0,0039
— de lithine	0,0033
Sulfate de soude	0,0346
Chlorure de sodium..................	0,0433
Phosphate de soude...................	traces
Silice................................	0,0625
Albumine	0,0010
Total des composés minéralisateurs.	2,6703

Eau de Couzan. — L'eau de Couzan (source Brault), appartient à la classe des eaux naturelles très gazeuses. Elle contient les principes suivants :

Analyse, d'après M. A. Carnot.

Acide carbonique libre.................	2,9500
Bicarbonate de soude.....	1,5399
— de chaux.................	0,2720
— de magnésie.............	0,2628
— de fer....................	0,0040
— de potasse...............	0,2213
— de lithine.................	traces sensibles
Chlorure de sodium	0,0844
Silice................................	0,0300
Sulfate de soude.....................	0,0566
Matières organiques..................	traces faibles
Soit...............	2,471

La lecture de ces quelques analyses suffit à montrer les caractéristiques de ces eaux minérales dites *de table*.

Les sels dissous dans le liquide dépassent de beaucoup en quantité les mêmes éléments contenus dans les eaux de boisson ordinaires. Ces dernières atteignent rarement plus de $0^{gr},2$ par litre ; les eaux de table vont jusqu'à 2 grammes. Au delà, les eaux minérales sont franchement thérapeutiques.

Du reste, dans cette question, la qualité l'emporte sur la quantité.

CONTRE-INDICATIONS. — Une faible proportion de sulfure ou de composé sulfuré suffit pour écarter de l'usage quotidien une eau malgré tout peu dense.

L'usage des eaux de table, principalement de celles qui renferment une notable proportion d'acide carbonique, ne doit pas se prolonger outre mesure sans indication spéciale. Faute de tenir compte de cette recommandation, on laisse l'estomac s'habituer à un excitant dont il lui est ensuite difficile de se passer.

Vins.

Après l'eau, la boisson la plus habituelle dans nos contrées est le vin.

COMPOSITION. — Ce n'est pas une simple dissolution d'alcool dans l'eau ; la glycérine, le tannin et surtout les sels, les sels de chaux en particulier, ont leur importance au point de vue alimentaire.

Composition chimique moyenne du vin,
d'après Arm. GAUTIER et le Laboratoire municipal.

Eau		718 à 940
Alcool éthylique		50 à 150
Autres alcools		traces
Aldéhyde		Id.
Glycérine		2 à 10
Éthers et bouquet		traces
Tannin		1 à 15
Glycose		0,4 à 3,8
Dextrine		traces
Acides œnanthique, acétique, malique, succinique, etc.		Id.
Pectines, albuminoïdes		Id.
Graisse		Id.
Matières colorantes		Id.
Tar-trate	de *potassium*	0,840 à 1,600
	de calcium	traces à 0,072
	d'alumine	traces à 0,047
	de fer	traces à 0,131
Chlo-rure	de potassium	0,024 à 0,259
	de sodium	
	de calcium	traces
	de magnésium	
Sul-fate	de potassium	0,057 à 0,463 à 0,583
	de calcium	traces à 0,149
Phos-phate	de *calcium*	0,328 à 0,700
	de magnésium	traces

Sels.

VALEUR DES VINS DANS L'ALIMENTATION. — Cette vue d'ensemble générale sur la composition moyenne des vins, nous renseigne sur la valeur de ces liquides dans l'alimentation.

Les variétés qu'on y distingue se rapportent à la prédominance de tel ou tel principe.

Les vins de liqueur contiennent plus de sucre, et souvent aussi plus d'alcool.

Les vins rouges contiennent plus de tannin que les blancs.

Ces différences de composition, peu importantes au point de vue de la question générale de la composition des vins, ont une valeur très grande lorsqu'il s'agit de donner la préférence à tel ou tel cru sur tel autre.

DEGRÉ ALCOOLIQUE. — Il n'est pas indifférent pour le médecin. L'alcool est un stimulant.

Le tableau suivant résume les connaissances nécessaires sur ce sujet :

Degré alcoolique moyen des principaux vins, d'après Arm. GAUTIER.

Secs...		Marsala..............	21°,45
		Madère	20°,2
		Xérès...............	id.
		Porto.... ,.........	id.
Sucrés.		Zucco................	16°,8
		Falerne...	15°,95
		Malaga..............	15°
		Lacryma-Christi......	14°,95
		Malvoisie............	14°,80
		Muscat d'Asti	13°,73
Mâcon........................			11°,73
Bourgogne, grands crus.........			11°,09 à 11°,3
Fins.	Rouges.	Pomard......	11°,6
		Chambertin ..	11°,5
		Corton......	11°,2
		Volnay.......	10°,7
	Blancs.,	Chablis.......	11°
Ordinaires....................			9°,14 à 9°,5
Bordeaux, grands crus........ .			9°,2 à 10°,4
Fins.	Rouges.	Grand Larose.	11°,2
		Saint-Estèphe.	10°,2
	Blancs..	Sauterne.....	10°,4

Ordinaires......		9°,49 à 10°,29	
Roussillon.,....................		15°	
Algérie. { Rouges...............		10° à 12°,2	
{ Blancs. { Kouba		14°, 23°	
{ Staouëli		11°,1	
Aramon (Hérault).............		7°,8	

Bières.

La consommation des bières se généralise et certains pays en boivent à l'exclusion du vin. Ce sont des décoctions fermentées, acides (0,25 en acide lactique en moyenne).

Composition. — Voici la composition des principales bières :

Bières allemandes (Laboratoire municipal).

Alcool...........................	3,0	à	5,1
Albuminoïdes...................	0,39	à	0,85
Silice	8,0	à	14,12
Potasse	25,0	à	34,6
Soude..	0,1	à	20,0
Chaux	2,35	à	6,0
Sels ... Magnésie	0,4	à	12,0
Oxyde de fer.........	0,2	à	1,0
Chlorure de sodium....	4,65	à	6,5
Acide phosphorique...	26,6	à	34,2
— sulfurique.......	1,3	à	6,0
Sucre...........................		1,0	
Dextrine........................		4,4	
Gommes, matières amères...... ..		0,0	

Les bières non transportées sont moins alcooliques.

Bières anglaises (Laboratoire municipal).

	ALE d'Écosse.	PORTER de Londres.	ALE d'exportation.	PORTER de Dublin.
Alcool en volume.............	5,8	5,2	7,3	4,7
Extrait en grammes, p. 100....	10,5	6,4	5,9	6,0
Cendres......................	»	0,32	0,35	0,37
P. 100 des cendres. Silice................	5,2	10,0	9,9	15,9
Potasse.............	23,5	20,9	19,4	19,5
Soude...............	38,0	33,4	37,1	36,0
Chaux...............	1,1	2,8	1,2	1,4
Magnésie............	1,2	0,3	0,5	0,7
Acide phosphorique.	22,0	18,2	19,1	16,2
— sulfurique.....	2,7	6,5	5,9	4,1
Chlore..............	6,1	7,7	6,5	5,5
Cendres p. 100 de l'extrait......	4,9	8,0	8,6	6,1

Bières belges.(*Lambick.*) (1).

Alcool...........................	6,14
Extrait..........................	2,95
Cendres..........................	0,31
Sucre............................	0,42
Acidité en acide lactique........	1,12
Densité..........................	1012
Protéine de la bière.............	0,126
— p. 100 de l'extrait.....	4,440

Cidres.

Certaines contrées font un usage presque exclusif du cidre.

(1) D'après les *Documents du Laboratoire municipal.*

Composition générale (BOUSSINGAULT).

Eau	980,78	p. 100.
Alcool de 4°,8 à 9°............	69,95	—
Sucre interverti...............	15,40	—
Glycérine, acide succinique......	2,58	—
Acide carbonique	0,27	—
— malique..................	7,74	—
— acétique.................	traces	
Matières gommeuses...........	1,41	—
Potasse......................	1,55	—
Chaux, chlore	0,20	—
Matières azotées..............	0,12	--

Lait. — Voir *Régime de l'enfant*, p. 69.

ARTICLE II. — ALIMENTS SOLIDES.

Pain.

En France, l'usage du pain aux repas tient une grande place dans l'alimentation, beaucoup plus qu'à l'étranger, en Angleterre ou en Allemagne, par exemple.

Pain de ménage. — COMPOSITION. — Voici la composition générale d'un pain de ménage ordinaire :

	Barral.	Kœnig.
Eau........	38,30	35,59
Matières azotées insolubles (gluten et analogues).....	6,24	
Matières azotées solubles (albumine et analogues)	1,86	8,10 7,66
Matières non azotées solubles (dextrine, sucre)........	4,04	4,02
Amidon.....................	47,84	51,46
Matières grasses...........	0,81	0,46
— minérales..............	0,91	1,09
	100,00	100 00

Les deux parties constituantes du pain possèdent une valeur nutritive différente, qu'il y a intérêt à connaître au point de vue de l'alimentation. Il y a :

	Croûte.	Mie.
Pour 100 parties de pain.......	22,527	77,478

Composition respective de la croûte et de la mie du pain desséché à 110-115° (BARRAL).

	Croûte.	Mie.
Matières azotées insolubles (gluten et analogues).................	8,81	10,65
Matières azotées solubles (albumine et analogues)...........	6,88	1,33
Matières non azotées solubles (dextrine, sucre)..............	5,89	6,85
Amidon......................	75,54	78,40
Matières grasses...........	1,43	1,26
— minérales........	1,45	1,51
	100,00	100,00

Composition respective de la croûte et de la mie du pain frais (BARRAL).

	Croûte.	Mie.
Eau.......	17,15	44,45
Matières azotées insolubles (gluten et analogues).................	7,30	5,92
Matières azotées solubles (albumine et analogues)...........	5,70	0,75
Matières non azotées solubles (dextrine, sucre)	4,88	3,79
Amidon......................	62,58	43,55
Matières grasses	1,18	0,70
— minérales.............	1,21	0,84
	100,00	100,00

Pain de munition. — Le pain de munition à

Paris contient 14,69 p. 100 de matières azotées.

Le pain des soldats italiens en garnison à Rome est un pain de farine de blé. Sa composition a été donné ainsi (Romeo Castellani) :

Acidité .... totale 113^{cmc} soluble 70^{cc}
Eau .... : 34,12
Cendres .... 1,46 dont 1 de cendres solubles.
Substance azotée.............. 11,95 dont 2,62 solubles.
Graisse......................... 0,38
Extrait en plus des cendres et de la substance azotée.......... 4,72
Substance amylacée et ligneuse. 86,41

Pain complet. — Dans ces derniers temps, on a voulu lancer dans l'alimentation un pain qui renferme à la fois la farine et le son. Il contient plus de phosphates et de substances azotées, mais une partie n'est pas digestible pour l'homme.

Viandes.

C'est aux viandes qu'on demande de nous donner les principales substances albuminoïdes de notre régime.

Composition. — Voici la composition des principales viandes et des autres substances animales habituellement servies sur nos tables avec les variations de composition relatives aux différentes parties d'un même produit.

Viandes et substances animales (MOLESCHOTT).

	EAU.	GRAISSES.	MATIÈRES azotées en totalité.	ALBU- MINOÏDES.	COLLA- GÈNES.	HYDRO- CARBONÉS.	SELS.
Foie de mouton..	735,00	52,40	128,80	27,50	,00	En	11,29
— de veau....	728,00	23,90	120,40	19,00	47,20	moyenne	16,86
— de bœuf....	707,00	35,85	136,40	23,50	62,50	de	11,53
— de porc....	736,00	30,00	155,70	52,40	31,20	15 à 28	11,21
Cervelle de bœuf.	734,00	165,00	170,00	»	38,70	12,80	12,00
Bœuf..........	734,00	28,69	174,63	22,48	32,09	»	16,00
Veau..........	738,00	25,56	166.33	22,71	50,08	»	5,75
Porc..........	707,00	57,31	171,27	16,31	40,78	»	11,12
Mouton........	727,00	27,49	»	»	»	»	»
Chevreuil	735,00	19,00	187,83	21,04	4,96	»	11,25
Canard........	717,00	25,27	203,39	26,77	12,29	»	12,64
Pigeon........	743,00	»	209,35	38,25	16,13	»	»

La nature des substances minérales est donnée par le tableau suivant (1) :

POUR 100 PARTIES de CENDRES :	POTASSE.	CHAUX.	MAGNÉSIE.	SOUDE.	CHLORURE DE SODIUM.	OXYDE DE FER.	ACIDE PHOSPHO- RIQUE.	ACIDE SUL- FURIQUE.	SILICE.	AUTEURS DES ANALYSES.
Viande de bœuf..	35,94	1,73	3,31	»	(KCl) 10,22	0,98	34,36	3,37	2,07	Stœlzel.
de veau..	34,40	1,99	1,45	2,35	10.59	0,27	48,13	»	8,81	Staffel.
de porc..	37,73	7,54	4,81	4,02	1,02	0,35	44,47	»	»	Echevaria.
de cheval.	39,40	1,80	3,88	4,86	1,47	1,00	46,74	0,30	»	Weber.
de morue.	3,70	40,22	3,27	4,26	15,11	0,54	16,78	1,64	»	Zedeler.
Sang de porc.	22,21	1,20	1,21	7,62	41,31	9,10	12,29	1,74	»	Verdeil.
Bouillon....	45,07	Phosphates terreux et oxyde de fer.	9,39	»	(KCl) 17,23	»	23,55	3,33	»	Keller.
Cervelle	32,42	0,72	1,23	10,69	4 ,74	0,74	49,66	0,75	0,42	Breed.
Foie de veau.	34,72	0,38	0,25	10,27	6,78	0,96	42,75	1,36	0,19	Oidtmann.

(1) D'après G. Pouchet, *Encyclopédie d'hygiène.*

Viandes diverses (K.-B. Hoffmann).

PRINCIPES IMMÉDIATS.	MAMMI-FÈRES.	OISEAUX.	ANIMAUX à sang froid.
Parties solides............	217 à 255	227 à 282	200
Eau.................	745 783	717 773	800
Matières organiques.......	208 245	217 263	180 à 190
— inorganiques.....	9 10	10 19	10 20
Albumine coagulée, sarco-lemme, etc.............	145 167	150 177	»
Albuminate de potasse....	28,5 30,1	»	»
Créatine	2,0	3,4	2,3
Sarcine................	0,2	»	»
Xanthine..............	0,2	»	»
Acide inosique	0,1	0,1 à 0,3	»
Taurine	0,7 (cheval)	»	1,1
Inosite................	0,03	»	»
Glycogène	4,1 à 5,0	»	3 à 5
Acide lactique...........	0,4 0,7	»	»
— phosphorique.......	3,4 4,8	»	»
Potasse...............	3,0 3,9	»	»
Soude................	0,40 0,41	»	»
Chaux................	0,16 0,18	»	»
Magnésie	0,40 0,43	»	»
Chlorure de sodium.......	0,04 0,10	»	»
Oxyde de fer............	0,05 0,10	»	»

Œufs.

Œufs de poule. — L'homme trouve dans les œufs d'oiseaux, dans celui de poule le plus habituellement employé, un aliment riche en matières albuminoïdes, le blanc, et en matières grasses, le jaune.

La quantité de sels est suffisante, les substances hydrocarbonées seules ne sont que peu représentées. Sans cette lacune, l'œuf constituerait à lui seul un aliment complet.

Composition. — On se rend facilement compte

des ressources qu'offrent les œufs pour l'alimentation par la lecture des tableaux suivants, qui donnent d'après les analyses complètes la composition chimique exacte du blanc et du jaune de l'œuf de poule.

En moyenne, un œuf pèse 60 grammes, dont 6 grammes de coquille, 18 de jaune et 36 de blanc.

Blanc de l'œuf.

LEHMANN.

Eau....................................	86,34
Albumine..............................	12,50
Membranes avec corpuscules organiques, traces de matière sucrée et de corps gras, oléate, palmitate, stéarate de soude..............................	0,50
Sels minéraux, notamment chlorure de sodium et traces de phosphates de chaux..............................	0,66
	100,00

SCHÜTZENBERGER.

Eau....................................	82,88
Matières solubles......................	13,32
Albumine..............................	13,27
Matières grasses......................	traces
Sucre.................................	0,50
Matières minérales.	0,64 à 0,68
Gaz. { Acide carbonique................ Sels ammoniacaux volatils...... }	traces.

A côté de la composition du blanc de l'œuf, voici celle du jaune de l'œuf. Ces deux parties sont très différentes.

Jaune de l'œuf.

GOBLEY.

Eau..	51,486
Vitelline.......................................	15,760
Oléine, palmitine, stéarine	21,304
Cholestérine.................................	0,438
Acides oléique, palmitique, stéarique..	7,226
Acide phosphoglycérique................	1,200
Matières extractives.....................	0,400
Chlorhydrate d'ammoniaque............	0,034
Chlorures de sodium et de potassium, sulfate de potasse......................	0,277
Phosphates de chaux et de magnésie...	1,022
Matière colorante et traces de fer, d'acide lactique, etc...................	0,853
	100,000

SCHÜTZENBERGER.

Eau..	48,550
Caséine.......................................	13,932
Membranes...................................	0,459
Albumine soluble...	2,841
— précipitée par l'eau.........	0,892
Extrait éthéré (graisses neutres, graisses phosphorées, substance analogue à la cholestérine).............................	31,846
Matières minérales	1,521
	100,041

Voici une autre analyse, d'après Moleschott :

	EAU.	GRAISSES.	MATIÈRES azotées totales.	ALBU-MINOÏDES.	HYDRO-CARBONÉS.	SELS.
Blanc d'œuf..	841,00	10,00	117,60	117,60	2,60	5,33
Jaune d'œuf.	523,00	291,58	163,62	»	8,50	11,62

Ces matières minérales ont la composition suivante, d'après Poleck :

POUR 100.	BLANC D'ŒUF.	JAUNE D'ŒUF.
Chlorure de sodium	19,16	»
— de potassium.....	41,29	»
Soude....................	23,04	5,12
Potasse..................	2,36	8,93
Acide phosphorique (P^2O^5).	4,83	69,53 (1)
— carbonique.........	1,60	»
— sulfurique (SO^3).....	2,63	»
— silicique...........	0,49	0,55
Chaux	1,74	12,21
Magnésie................	1,60	2,07
Oxyde de fer.............	0,44	1,46
Fluor....................	traces	traces

(1) Dont 5,72 à l'état de liberté et provenant de la calcination des dérivés organiques phosphorés.

Autre analyse des sels de l'œuf, par Weber.

POUR 100 de CENDRES.	POTASSE.	CHAUX.	MAGNÉSIE.	SOUDE.	CHLORURE DE SODIUM.	OXYDE DE FER.	ACIDE PHOSPHORIQUE.	ACIDE SULFURIQUE.	SILICE.
Blanc d'œuf.	27,66	2,90	2,70	12,09	39,30	0,54	3,16	1,70	0,28
Jaune d'œuf.	10,90	13,62	2,20	1,08	9,12	2,30	60,16	»	0,62

Œufs de canard, de dinde, etc. — Les œufs de canard, de dinde, de faisan, ont une composition qui se rapproche de celle des œufs de poule.

Œufs de poissons. — Il en est de même pour les œufs de poisson, comme le caviar (œufs d'esturgeon).

Poissons, crustacés, mollusques et reptiles.

Composition. — Voici leur composition chimique, d'après Payen.

	EAU.	MATIÈRES AZOTÉES.	MATIÈRES GRASSES.	SELS MINÉRAUX.	MATIÈRES NON AZOTÉES et perte.	AZOTE.
Gardon......	67,030	15,145	13,250	2,720	1,855	2,329
Anguille.....	62,07	13,00	23,86	0,77	0,30	2,00
Homard { Chair.....	76,618	19,170	1,170	1,825	1,219	2,926
Homard { Partie molle interne.	84,313	12,140	1,444	1,749	0,354	1,868
Homard { OEufs.....	62,983	21,892	8,234	1,998	4,893	3,368
Huîtres......	80,385	14,010	1,515	2,695	1,395	2,155
Eau des huîtres........	95,8880	0,5609	»	3,0220	0,5291	0,0863
Vigneaux....	70,760	16,185	1,900	7,748	3,407	2,490
Moules fraîches........	75,74	11,72	2,42	2,73	7,39	1,804
Moules sèches dites de Siam	»	71,05	7,50	9,00	12,45	10,93
Escargot.....	76,170	16,250	0,953	2,025	4,602	2,50
Tortue.......	77,60	16,25	1,16	2,91	2,08	2,50

On peut joindre à ce tableau le suivant, d'après Moleschott :

	EAU.	GRAISSE.	MATIÈRES azotées totales.	MATIÈRES collagènes.	SELS.
Saumon.........	769,00	47,88	»	»	12,64
Hareng frais......	700,00	103,00	»	»	19,00
Sole............	771,00	11,15	139,95	62,73	15,30

Rendement en substance comestible pour 100 parties de produit naturel.

Huîtres........	8 à 9	Escargots........	65,4
Vigneaux.......	25,0	Tortue	44,6
Moules........	41,6	Homard........	40,1

Légumes.

Féculents. — Les aliments dits féculents comprennent les graines de plantes consommées fraîches ou sèches, qui contiennent une forte proportion d'albuminoïdes et de sels.

Composition. — Voici la moyenne générale de leur composition, d'après G. Pouchet :

Eau.............................	137
Albuminoïdes....................	234
Hydrates de carbone.............	569
Matières extractives.............	18
— grasses...................	20
Sels minéraux...................	22
	1000

D'après Moleschott et Girardin, voici la composition chimique des principales graines de légumineuses.

	MOLESCHOTT.				GIRARDIN.
	POIS	HARI-COTS	FÈVES	LEN-TILLES	LEN-TILLES
Albuminoïdes........	223,52	225,49	220,32	264,94	252,00
Cellulose............	49,66	43,97	50,27	22,17	24,00
Amidon, dextrine, sucre...........	526,53	499,02	526,30	559,05	560,00
Graisse	19,66	19,55	15,97	24,01	26,00
Matière extractive....	11,84	27,69	33,26	»	»
Potasse............	8,60	9,82	6,24	5,71	
Soude	1,63	2,41	3,41	2,21	
Chaux	1,04	2,36	1,53	1,04	
Magnésie...........	1,82	1,85	2,05	0,41	
Oxyde de fer........	0,23	0,01	0,30	0,33	
Acide phosphorique..	8,50	6,46	9,01	5,97	23,00
— sulfurique.....	0,77	0,70	0,86	»	
Chlore.............	»	0,25	0,51	0,76	
Chlorure de potassium.	0,67	»	»	»	
— de sodium ...	0,44	»	»	»	
Silice.............	0,05	0,22	1,42	0,22	
Eau...............	145,04	160,20	128,55	113,18	115,00
Total des sels........	23,75	24,08	25,33	16,65	»
Azote.............	»	»	»	»	4,57

Ce tableau nous met sous les yeux la richesse alimentaire des graines de légumineuses d'un usage journalier.

A côté de l'amidon et des hydrates de carbone qui représentent moitié et même plus de leur poids total, les albuminoïdes comptent pour un quart. Quoique moindre, la quantité de sels et de graisse est à noter.

Proportion des principes minéraux contenus dans 100 parties de cendres d'aliments féculents, d'après divers auteurs (1).

DÉSIGNATION ET PROVENANCE des substances végétales.	POTASSE.	SOUDE.	CHAUX.	MAGNÉSIE.	CHLORURE DE SODIUM.	OXYDE DE FER.	ACIDE PHOSPHORIQUE.	ACIDE SULFURIQUE.	SILICE.	AUTEURS DES ANALYSES.
Pommes de terre....	51,21	»	3,35	13,58	2,41	»	11,91	6,50	7,17	
Navets.............	37,55	12,63	9,76	3,78	4,91	0,74	8,37	6,34	0,76	
Asperges............	22,85	2,27	15,91	6,34	7,97	5,11	18,32	7,32	12,53	
Salade	22,37	18,50	10,43	5,68	15,09	2,82	9,39	3,85	11,86	
Chou...............	18,03	0,96	45,50	4,35	2,07	0,42	9,81	14,62	4,65	Sprengel.
Lentilles	34,76	13,50	6,34	2,47	4,63	2,00	36,30	»	»	
— (farine).....	27,84	8,76	5,07	1,90	5,18	1,61	29,07	(CO^2) 15,83	1,07	Lévy.
Haricots...........	39,51	3,98	5,91	6,43	3,71	1,05	34,50	4,91	»	
	40,43	3,98	5,91	6,43	3,71	1,05	34,50	4,91	»	Fresenius et Will.
Pois	34,19	12,86	2,46	8,60	0,52	0,96	34,57	3,56	0,25	Bichon.
	35,20	10,32	2,70	6,91	2,56	1,94	34,01	5,28	0,29	Thou.
	36,31	1,76	10,39	12,24	1,90	»	31,00	4,84	1,54	Boussingault.
	20,82	19,06	7,26	8,87	(Cl) 1,48	1,03	37,94	1,34	2,46	Bichon.
Fèves............	47,14	?	5,33	8,98	(Cl) 0,71	»	35,67	1,66	0,51	Boussingault.
	32,71	12,75	4,72	6,13	»	0,66	39,11	»	0,47	Büchner.

Farines de céréales et de légumineuses. —

Les autres féculents ont la composition suivante, d'après Moleschott :

	FROMENT.	ORGE.	SEIGLE.	AVOINE.	MAÏS.	SARRASIN (1).	RIZ.
Albuminoïdes...	135,37	122,65	107,49	90,43	79,14	68,25	50,69
Cellulose	32,39	97,48	49,63	116,49	52,54	47,82	10,18
Amidon	568,64	482,64	555,19	503,37	637,44	672,36	822,96
Dextrine........	46,69 } 99,55		84,50	49,65	23,47	21,23	9,84
Sucre..........	48,47		28,76	65,41	18,54	5,06	1,73
Graisse........	18,54	26,31	21,09	39,90	48,37	31,85	7,55
Mat. extractive ..	»	»	»	»	7,49	1,55	»
Potasse........	4,46	3,55	3,41	3,40	3,96 }	4,78	1,01
Soude	1,91	1,05	1,83	0,24		1,85	0,13
Chaux.........	0,57	0,65	0,77	0,89	0,16	1,18	0,35
Magnésie.......	2,21	1,79	1,61	1,96	2,20	2,43	0,21
Oxyde de fer	0,19	0,38	0,21	0,26	»	0,17	0,12
Ac.phosphorique.	9,98	11,32	6,55	4,93	6,45	8,89	3,12
Ac. sulfurique...	0,02	0,05	0,05	0,16	»	0,46	»
Silice	0,21	6,86	0,17	14,10	0,10	0,83	0,07
Chlor. de sodium.	0,41	»	»	»	»	0,65	»
Eau............	129,94	144,82	138,73	108,81	120,14	129,76	92,04
Total des sels ...	19,96	26,55	14,61	25,94	12,87	21,22	5,01

(1) D'après des documents personnels inédits. G. Pouchet.

Lorsqu'on réduit les grains ou les graines en farine, le produit se trouve débarrassé des enveloppes cellulosiques inutiles, du son.

Les farines de substances féculentes donnent à l'analyse, d'après les documents du Laboratoire municipal :

	EAU.	MATIÈRE AZOTÉE.	MATIÈRE GRASSE.	MATIÈRE EXTRACTIVE (amidon).	CELLULOSE.	CENDRES.
Farine de millet ...	10,30	9,81	8,80	71,78	»	»
— d'avoine....	10,07	14,66	5,91	64,73	2,39	2,21
— de maïs.....	10,60	14,00	3,80	70,68	»	0,86
— de seigle ...	13,71	11,52	2,08	69,66	1,59	1,44
— de haricots.	13,25	22,71	0,84	60,77	»	2,42
— de lentilles.	13,48	26,56	1,55	53,13	»	3,28

Sauf la farine de millet et celle de sorgho, peu utilisée chez nous et en Europe, mais très répandue au Soudan et en Afrique, les farines de grains, de céréales et de graines de légumineuses entrent dans la composition de l'alimentation journalière et dans celle des jeunes enfants en particulier.

On remarquera la quantité de matière grasse de la farine d'avoine et de maïs et celle de sels minéraux, phosphates en grande partie, de la farine de lentilles.

Farines de fruits et de tubercules. — On consomme, comme féculents, des fruits comme la châtaigne ou des tubercules, comme la pomme de terre et le topinambour.

Le crône du Japon, qu'on vend maintenant à Paris, ressemble au topinambour.

En voici l'analyse, d'après Moleschott et G. Pouchet.

	CHA-TAIGNES.	POMMES DE TERRE.	TOPINAM-BOUR (1).
Albuminoïdes......	44,61	13,23	31,00
Cellulose...........	37,93	64,43	15,00
Amidon............	155,50	154,35	19,00 (2)
Dextrine..........	117,36	18,95	147,00
Sucre.............	83,65	»	
Graisse	8,73	1,56	2,00
Matière extractive..	»	8,99	13,00
Total des sels......	15,17	10,25	13,00
Potasse	5,96	6,26	»
Soude	2,90	(races(?)	»
Chaux	1,18	0,26	»
Magnésie	1,18	0,53	»
Oxyde de fer.......	0,15	0,05	»
Acide phosphorique.	1,24	1,79	»
— sulfurique....	0,58	0,47	»
— silicique......	0,35	0,18	»
Chlorure de sodium.	0,74	0,13	»
Eau...............	537,14	727,46	760,00

(1) Analyse due à Payen.
(2) Inuline. Sa proportion est variable suivant les époques de conservation.

La patate, l'igname et autres produits similaires apparaissent peu sur nos tables, autrement que comme curiosité. En Asie, elles remplacent nos féculents indigènes.

Champignons. — Les champignons, en dehors de leur rôle de condiment, ne sont pas quantité négligeable comme apport alimentaire.

Ils donnent à l'analyse :

	CHAMPIGNONS DE COUCHE.	MORILLES.	CÈPES.	PIED DE MOUTON.	TRUFFE NOIRE.	TRUFFE BLANCHE.
Eau.............	91,01	90,00	90,61	91,65	72,00	72,34
Matières azotées...	4,68	4,40	4,89	3,38	8,78	9,96
— grasses,..	0,40	0,56	0,65	0,50	0,56	0,44
Sucre, dextrine, mannite, etc.....	1,17	0,72	0,58	0,75	11,00	9,38
Cellulose.........	2,28	2,96	2,44	2,30	5,59	5,78
Sels minéraux.....	0,46	1,36	0,83	1,42	2,07	2,10
Azote.............	0,72	0,68	0,753	0.52	1,35	1,54

(1) D'après G. Pouchet, *Encyclopédie d'hygiène.*

Légumes verts, herbacés. — Les aliments herbacés constituent une charpente de cellulose renfermant quelques substances albuminoïdes ou azotées et surtout des sels.

Principes azotés et aromatiques...	Céleri. Choux (p. 40). Cresson. Aubergine.
Mucilages et sels (amidon, inuline, malate, oxalate de chaux et de potasse)......................	Chicorées. Laitues (p. 40). Épinards.
Acides (oxalates, malates, citrates, acides)......................	Oseille. Tomates. Asperges (p. 40).

Fruits. — COMPOSITION. — Les fruits ont la composition suivante :

MOLESCHOTT.	PRUNES.	CERISES.	POIRES.	POMMES.	GROSEILLES MAQUEREAU.	FRAISES.
Albuminoïdes.........	3,73	8,18	2,35	3,91	4,75	5,12
Pectine, dextrine, matières colorantes, graisse, sels organiques.............	62,01	19,82	32,39	55,19	11,13	1,03
Pectose..............	4,36	6,73	9,58	11,98	6,11	4,70
Ecorce et cellulose....	7,39	6,29	27,76	15,20	34,00	42,54
Noyau...............	38,23	47,04	3,84	2,19		
Sucre................	64,43	117,23	87,82	79,64	69,34	50,92
Acides libres..	9,21	10,20	0,31	6,01	16,03	13,63
Cendres..............	4,80	6,58	3,57	3,65	4,97	7,56
Potasse	2,63	3,41	1,96	1,30	1,93	1,77
Soude	0,42	0,08	0,31	0,93	0,47	2,27
Chaux...............	0,23	0,49	0,29	0,15	0,61	1,20
Magnésie.............	0,22	0,35	0,19	0,32	0,28	traces
Oxyde de fer.........	0,12	0,42	0,04	0,05	0,23	0,50
Acide phosphorique...	0,85	1,05	0,54	0,50	0,98	1,05
— sulfurique......	0,15	0,34	0,19	0,22	0,28	0,33
— silicique	0,15	0,60	0,05	0,16	0,13	0,20
Chlorure de sodium...	0,03	0,14	traces	»	0,06	0,24
Eau.................	805,84	777,03	832,38	821,33	853,67	874,50

PAYEN ET BILLEQUIN.	NOIX FRAÎCHES.	NOISETTES.	AMANDES.	AMANDE DU PIN PIGNON.
Eau.................	85,50	35,23	42,45	15,71
Substances grasses ...	3,62	26,60	24,28	40,50
Matières albuminoïdes.	9,10	20,25	17,10	38,45
Cellulose et autres substances non azotées..	1,49	14,74	13,78	1,20
Sels minéraux.......	0,29	3,18	2,09	4,14

3.

Fromages.

La consommation du fromage tient une certaine place sur nos tables.

Les fromages représentent du lait fermenté et en partie digéré.

Composition. — Voici quelques types d'analyses dus à M. Duclaux (1) :

	BRIE.	CANTAL.	CAMEMBERT.	PORT-SALUT.
Eau....................	46,06 à 53,84	44,2 à 44,8	45,24	47,51 à 48.02
Matière grasse.........	24,00 à 20,50	22,5 à 25,2	30,31	24,00 à 25,03
Caséine insoluble.......	11,75 à 11,97	12,4 à 15,0	13,96	18,96 à 20,88
— soluble.........	5,19 à 5,65		5,79	3,41 à 3,60
Albumine	» »	6,6 à 10,6	»	» »
Chlorure de sodium...	2,67 à 3,70	2,1 à 3,1	3,69	1,56 à 1,90
Cendres...............	0,80 à 0,97	» »	1,01	2,1 à 2,13
Matières solubles dans l'eau................	» »	7,0 à 7,5	»	» »
Caséone...............	3,18 à 8,61	» »	7,98	3,61 à 4,92
Rapport $\dfrac{7}{3+4}$ de maturation.............	0,17 à 0,43	» »	0,40	0,16 à 0,22
Ammoniaque libre.....	0,36 à 0,89	» »	0,67	0,0 à 0,05
— combinée.	0,56 à 2,95	» »	1,42	5,3 à 5,4
Acide butyrique.......	0,4 à 2,00	» »	0,70	2,1 à 2,6

Telle est la composition des principaux aliments le plus habituellement utilisés dans nos contrées pour notre alimentation.

Les analyses qu'on vient de lire serviront, à

(1) Duclaux, *Le Lait.* 2ᵉ édition. Paris, 1894.

titre de documents à consulter pour l'établissement des régimes alimentaires, tant à l'état de santé qu'à l'état de maladie.

Aux tableaux précédents, il y a peu de chose à ajouter. Ils parlent par eux-mêmes et disent plus que de longues descriptions. Il faut toutefois noter qu'ils ne représentent que des moyennes, comme toutes les analyses chimiques et biologiques de matières organiques complexes. En deçà et au delà, il y a quelques écarts inévitables. Nous avons du reste donné, d'après les meilleures sources et les plus récentes recherches, les variantes que peut offrir la composition des substances alimentaires, pour montrer quelles limites peuvent atteindre les quantités respectives des composants chimiques d'un aliment.

Tout incomplètes que soient encore aujourd'hui nos connaissances, les notions acquises suffisent à nous servir de guide pour la pratique journalière. C'est le principal.

CHAPITRE V

MODE D'ADMINISTRATION DES ALIMENTS

ARTICLE Iᵉʳ. — ADMINISTRATION NATURELLE.

La voie buccale représente le mode d'administration naturelle de l'alimentation, aussi bien chez l'homme quelle que soit sa race, son degré dans l'échelle de la civilisation, que chez les animaux, même relativement inférieurs.

Le mode de préhension seul peut varier à l'infini ; la fourchette et la cuiller des Européens, les petites baguettes qui en tiennent lieu chez les Chinois, remplacent l'usage plus primitif des doigts ou de la main pour porter les aliments solides à la bouche.

Les verres et les objets similaires nous sont des ustensiles familiers pour boire.

Article II. — Administration artificielle.

Dans certaines conditions d'état pathologique, point intéressant au premier chef pour le médecin, nous devons diriger l'alimentation de toute autre manière.

Nous devons avoir recours à un artifice, et le mode d'administration devient par suite artificiel.

Les raisons qui nous dictent notre conduite dans ces cas spéciaux, sont tirées de la débilité, des troubles intellectuels ou de l'intolérance stomacale.

Ici encore deux catégories bien nettes de moyens :

Les uns agissent par les voies naturelles, tel le gavage à la sonde œsophagienne par la bouche,

Les autres par des voies détournées comme les lavements nutritifs.

Certains moyens mixtes pénètrent par une voie non habituelle, mais aboutissent aux voies naturelles, ainsi, le gavage à la sonde ou la cuiller, avec l'aide d'une seringue, par le nez.

I. — **Alimentation par l'estomac.**

α. *Moyens directs* (sonde œsophagienne, gavage).

C'est le moyen auquel on est réduit chez les enfants débiles et les aliénés, et dans certaines autres conditions, chez les tuberculeux, etc.

Alimentation à la sonde. — Gavage. — Elle exige deux conditions : une condition opératoire, une condition culinaire : l'introduction d'un tube jusque dans l'œsophage et l'emploi de substances liquides ou semi-liquides.

On peut, selon les circonstances. donner la préférence à la sonde molle en caoutchouc, celle qui sert au lavage de l'estomac, plutôt qu'à la sonde rigide en gomme.

La partie qu'on fait pénétrer par la bouche doit mesurer pour l'adulte 40 centimètres, comptés des arcades dentaires, dont 15 centimètres pour la bouche elle-même.

Il n'est pas nécessaire d'aller jusque dans l'estomac et de franchir le cardia.

Les aliments amenés dans l'œsophage provoquent naturellement le réflexe nécessaire à leur progression ultérieure.

En général on pénètre par la bouche largement ouverte, la langue abaissée, soit par traction, soit par aplatissement avec l'index gauche.

On peut aussi faire le gavage par une brèche entre les dents, pratiquée par l'ablation d'une ou de plusieurs dents, par exemple lorsqu'il y a ankylose des maxillaires, comme dans un cas récemment publié de myosite ossifiante progressive.

Appareils pour l'alimentation par la sonde. — Il existe deux catégories d'appareils pour faire l'alimentation par la sonde :

1º *Tube de Faucher*. — A la première catégorie appartient le *tube de Faucher*, le prototype du genre, préférable ici au tube de Debove, plus étroit de calibre (fig. 1).

Il se compose d'un tube en caoutchouc rouge, ouvert aux deux extrémités. Il mesure 1ᵐ,60 de long, son diamètre est de 1 centimètre.

Des lèvres au cardia il y a chez l'adulte 40 centimètres, dont 15 pour le trajet buccal ; il est inutile d'introduire en plus les 20 centimètres de trajet stomacal. Il reste plus de 1 mètre de tube en dehors de la bouche.

L'extrémité inférieure du tube est émoussée à son bord, elle porte un œil latéral un peu au-dessus.

L'extrémité supérieure s'élargit pour recevoir un entonnoir destiné à contenir les mélanges alimentaires.

Manuel opératoire de l'alimentation par la sonde. — Voici comment on procède :

Le malade est assis ou maintenu soit sur une chaise, soit sur son lit, garanti des éclaboussures possibles par une serviette ou une alèze nouée autour du cou.

Le tube trempé dans un peu d'huile ou graissé

de vaseline, ou mieux simplement dans un peu

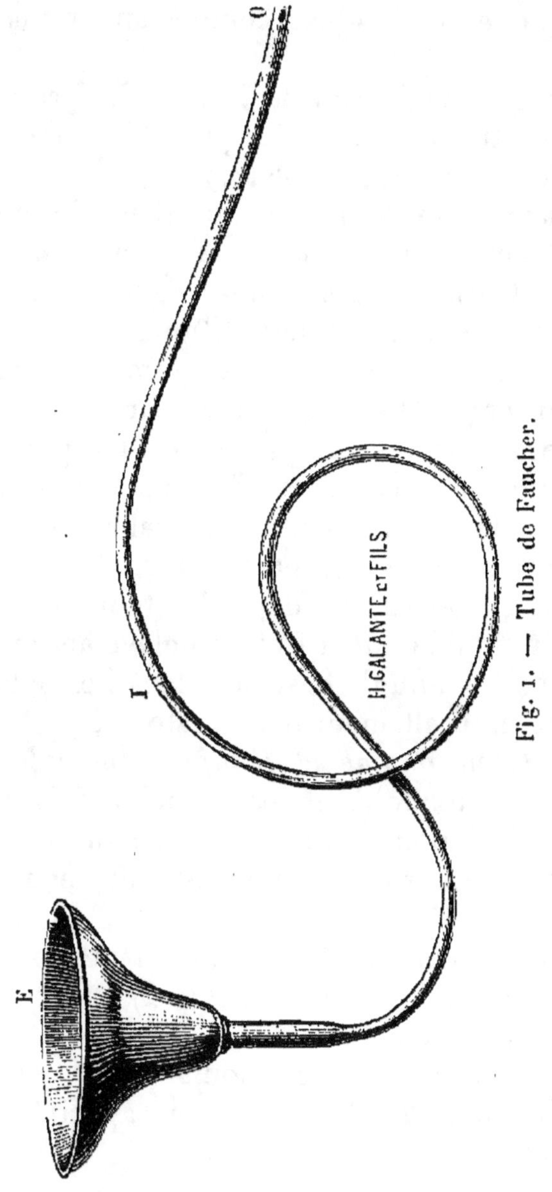

Fig. 1. — Tube de Faucher.

de lait ou d'eau tiède, ou dans le liquide alimentaire préparé, on le prend de la main droite entre le pouce et l'index, comme une plume à écrire.

L'index gauche déprime la langue. On fera bien de le garantir des morsures par l'interposition d'un bouchon entre les molaires.

On fait traverser la bouche au tube et lorsqu'il est arrivé au pharynx, on le pousse en le faisant avancer entre les doigts pendant que le malade fait des mouvements de déglutition.

Il n'y a de difficultés qu'aux premières tentatives pour lesquelles on peut recourir à un badigeonnage à la cocaïne. Aux séances subséquentes, le médecin fait pénétrer le tube sans ennui, parfois le malade prend l'habitude d'avaler son tube, comme il ferait d'un morceau de macaroni.

Le tube en place, on adapte l'entonnoir qu'on remplit du liquide nutritif et on l'élève au-dessus de la tête. Le liquide descend dans l'œsophage et pénètre naturellement dans l'estomac.

2° *Sonde en gomme et pompe stomacale.* — Au lieu d'entonnoir, il est quelquefois plus commode d'adapter au tube une seringue et d'utiliser dans ce cas une sonde œsophagienne en gomme.

La seringue consistait souvent en une pompe stomacale, celle de Kussmaul (fig. 2), qui servait aussi au lavage stomacal.

Aujourd'hui on utilise moins cette pompe. Une seringue de 200 à 300 c.c. de capacité peut faire l'affaire.

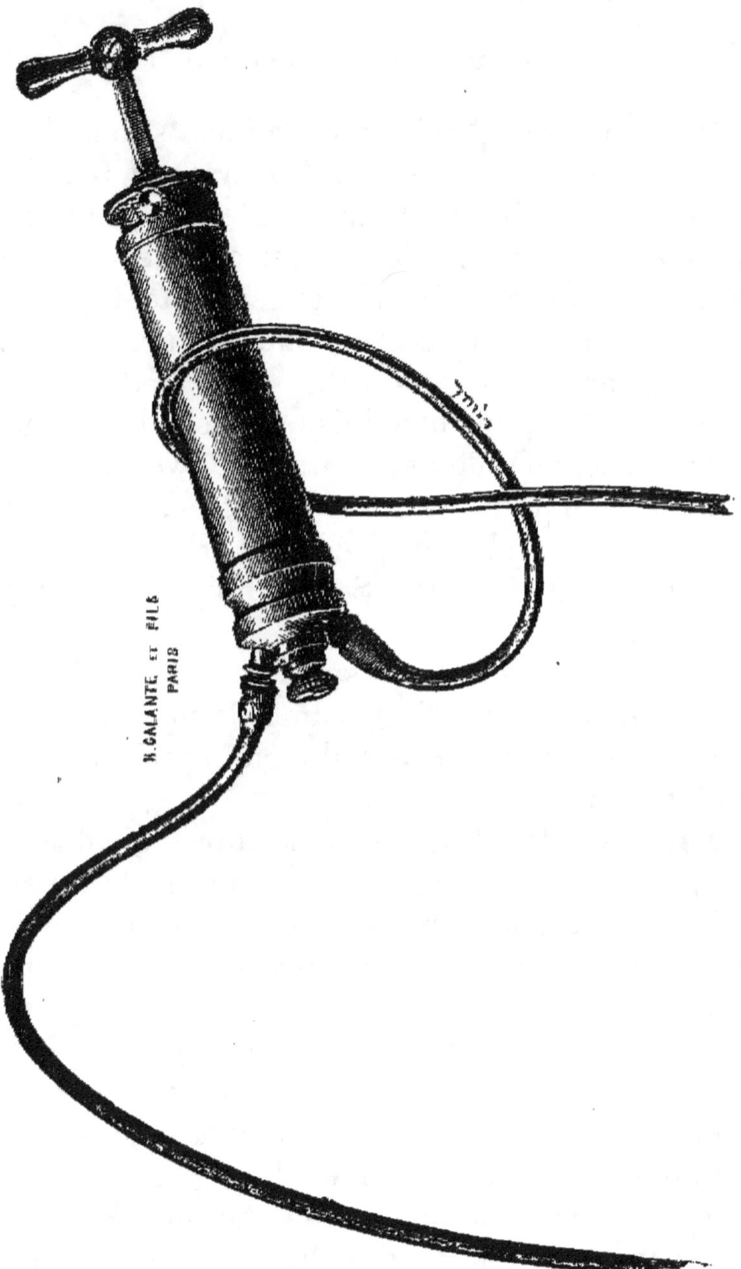

Fig. 2. — Pompe de Kussmaul.

6. *Moyens indirects.*

On peut faire pénétrer les aliments dans l'estomac par l'œsophage sans traverser la bouche.

Cette nécessité peut être dictée par l'impossibilité de desserrer les mâchoires chez les malades atteints de trismus, ou le danger de tenter l'ouverture de la bouche comme chez certains aliénés.

Voie nasale. — On utilise pour cela la voie nasale, soit qu'on introduise une sonde par une des narines, ou qu'on se contente de verser directement le liquide nutritif dans la cavité même des fosses nasales (procédé de Henriette (de Bruxelles), de M. R. Saint-Philippe (de Bordeaux)).

Les mêmes conditions subsistent comme avec le gavage, condition d'instrument : sonde ou cuiller ; condition d'aliment : aliment liquide plus ou moins épais.

Bouche artificielle. — Une autre voie d'accès jusque dans l'estomac, tout exceptionnelle qu'elle soit, mérite une mention, c'est la bouche artificielle, créée soit par l'œsophagotomie, soit par la gastrostomie.

A la suite de ces opérations chirurgicales, indiquées par l'imperméabilité de l'œsophage, on nourrit le malade soit par l'ouverture faite à l'œsophage à l'aide d'une sonde, ce qui revient à peu près au même que l'alimentation à la sonde, soit par l'introduction des aliments par le pertuis abdominal qui pénètre dans l'estomac.

C'est même grâce à ces dispositions qu'on a pu faire des recherches physiologiques sur les phénomènes de la digestion et en varier les conditions expérimentales.

Pour le point de vue pratique qui nous occupe, nous nous contenterons de mentionner le fait pour mémoire, afin de donner une nomenclature complète.

II. — **Alimentation par le gros intestin.**

L'alimentation artificielle peut se pratiquer de façon toute différente. On utilise pour nourrir le malade un autre organe que l'estomac.

Lavements nutritifs. — Le gros intestin offre tout au moins une surface d'absorption réelle. Son rôle comme organe digestif prête plus à la discussion.

Quoi qu'il en soit, sans attendre que l'expérimentation amène l'entente des physiologistes sur ce point, l'expérience médicale, fréquemment renouvelée, a prouvé qu'on peut par les lavements nutritifs alimenter les malades incapables de prendre autrement leur nourriture. La possibilité d'une alimentation fructueuse par le rectum peut se prolonger de deux à trois semaines (G. Sée) et même jusqu'à trente-cinq jours.

Manuel opératoire. — Pour atteindre un aussi long terme on doit s'astreindre à certaines précautions.

Le principal écueil à éviter consiste à ne pas éveiller la susceptibilité du gros intestin et à ne pas en irriter la muqueuse, sans cela, la colite ou la rectite nous contraindrait à cesser les lavements nutritifs.

Pour parer à cet inconvénient, il faut bannir des substances à injecter dans l'intestin les liquides irritants. Pas d'acides, une réaction neutre ou faiblement alcaline convient le mieux.

Contre l'intolérance par suite de l'excitation réflexe de la muqueuse, on doit recommander l'introduction lente et de faibles quantités à la fois, une température tiède, 38° environ, qui est celle du gros intestin, l'adjonction de quelques gouttes de laudanum de Sydenham. Éviter les corps gras en quantité notable.

Pour faciliter la conservation, on peut faire pénétrer les mélanges alimentaires profondément à l'aide d'une sonde molle poussée jusque dans le côlon ou près du cæcum et la position penchée de champ sur le côté droit ou la position genupectorale.

Avant le lavement nutritif, on fait donner un grand lavement à l'eau boriquée, qui doit être rendu complètement avant l'introduction du lavement nutritif à garder.

COMPOSITION DES LAVEMENTS. — La composition des lavements nutritifs se prête à de multiples combinaisons. On peut y incorporer de la viande en nature ou digérée, en partie du sucre, des sels, des œufs, du lait, du bouillon, du café, etc.

Déjà Ambroise Paré avait utilisé l'alimentation par le rectum et sa pratique se résumait ainsi :

1° Bouillon de poule et de gélatine.	1/2 setier environ.
Bon vin......................	4 onces.
2° Décoction d'orge mondée réduite	
en purée..................	1/2 setier environ.
Bon lait...................	
Jaunes d'œuf............	Deux.

Voici, parmi les plus usuelles, quelques types principaux de formules pour lavements alimentaires :

1° Viande dégraissée, hachée finement.	200 à 300 gr.
Pancréas de bœuf *frais* ou de veau	
(Leube), haché finement........	60 à 100
Eau tiède......................	200

A injecter par portions (Flint) :

2° Peptone sèche en poudre.	3 cuillerées à bouche.
Laudanum de Sydenham..	II à IV gouttes.
Bicarbonate de soude.....	3 à 4 grammes.
Eau	250 —

Répéter 3 à 4 fois dans les vingt-quatre heures.

3° Bouillon de bœuf dégraissé et fraichement préparé...............	250 gr.
Tapioca......................	4
Pulpe de viande tamisée..........	30
Pepsine acidifiée	1
Diastase......................	0,15 à 0gr,20

FONSSAGRIVES.

Plus récemment on a proposé les lavements nutritifs suivants :

Introduire dans un ballon de verre :

1° Viande de bœuf finement hachée..   500 gr.
 Eau ordinaire....................   3 litres.
 Acide chlorhydrique liquide à 1,15.   0,030 c. c.
 Pepsine pure....................   2^{gr},50

Faire digérer pendant vingt-quatre heures à l'étuve ou au bain-marie à 45°.

Transvaser dans une capsule de porcelaine et faire bouillir.

Neutraliser avec une solution au 1/4 de carbonate de soude, jusqu'à réaction légèrement alcaline.

Passer à travers un linge fin.

Ajouter une quantité variable de sucre (Henninger et Daremberg).

Ces manipulations, quoique un peu compliquées, donnent un produit très assimilable puisqu'il est digéré.

2° Lait frais bouilli....................   1 litre
 Pancréatine....................   1 à 3 gr.

Décanter la couche graisseuse qui surnage ou l'enlever par l'éther (Catillon).

Beef-tea ou *thé de bœuf*. — Cette préparation, dont usent largement les Anglais, peut être employée. Elle consiste en :

Bœuf maigre, sans os, haché menu....   500 gr.
 Eau froide....................   500

Chauffer jusqu'à ébullition et ajouter :

Sel, etc., caramel....................   q. s.

Lavements de sang. — On a donné des lavements de sang soit en nature, soit le *sang défibriné*. Le sang, agent tonique, a des inconvénients par voie sous-cutanée ; on tente de l'introduire par le rectum. Ce n'est plus seulement dans un simple point de vue alimentaire, mais plutôt au point de vue *thérapeutique*, comme tonique.

Mode d'administration. — Voici, d'après M. Antiq, le *modus faciendi :* le sang employé est du sang de bœuf provenant d'animaux dont l'état de santé était parfaitement sûr. Une fois battu, le sang est conservé dans des flacons d'un demi litre.

La dose quotidienne est de 125 grammes, administrés matin et soir.

Les flacons ayant été conservés en lieu frais, on les fait chauffer au bain-marie au moment d'administrer le lavement. Le malade doit garder le lavement le plus longtemps possible et essayer même de le conserver complètement. Dans les cas où il se produirait quelques coliques légères, il faudrait administrer un lavement évacuant quelques instants auparavant ou, si cela ne suffit pas, ajouter au lavement de sang trois ou quatre gouttes de laudanum.

On administre les lavements par série de huit jours, avec interruption d'une semaine, pour les reprendre huit jours encore, et ainsi de suite. Plus tard on peut laisser une période de temps plus considérable entre chaque série.

On observe l'augmentation des globules, de leur valeur, de leur teneur en hémoglobine, l'amélioration de l'état général.

On ne peut prolonger ces lavements sans risquer d'irriter la muqueuse rectale. Avec quelques interruptions, on pare à cet inconvénient.

INDICATIONS. — Ces lavements peuvent convenir aux *anémiés*, aux *chlorotiques*. Ils combattent la *déglobulisation du sang dans l'anémie pernicieuse*, *la pseudoleucémie*, la *leucémie*, etc.

En somme, les lavements de sang ne peuvent figurer que comme un adjuvant à l'alimentation, mais ils ne pourraient à eux seuls en faire tous les frais.

III. — Alimentation par la voie pulmonaire, la voie cutanée, la voie veineuse ou péritonéale.

La voie pulmonaire, la voie cutanée, la voie veineuse ou péritonéale ne donnent lieu qu'à des essais curieux, mais peu utilisables en pratique.

Voie pulmonaire, voie cutanée. — Le tissu cellulaire sous-cutané et le tissu pulmonaire peuvent permettre l'introduction de quelques liquides.

Injections intra-veineuses et intra-péritonéales. — On a fait des injections intra-veineuses et intra-péritonéales de lait.

Mais l'alimentation ainsi conduite ne mène pas bien loin. C'est une ressource très éphémère.

DEUXIÈME PARTIE

LES RÉGIMES ALIMENTAIRES A L'ÉTAT DE SANTÉ

C'est à l'aide des éléments dont nous avons donné les principales analyses que l'homme doit trouver sa subsistance. Il peut les varier à l'infini selon les âges, les conditions sociales, les milieux, les races, les régions, etc.

L'emploi plus répandu de telle ou telle substance alimentaire correspond soit à des habitudes ataviquement transmises, soit à la culture ou à l'élevage particuliers à certaines contrées.

Avant que les physiologistes aient pu fixer les limites entre lesquelles l'être humain doit se tenir pour satisfaire son besoin de nourriture, les populations sont arrivées empiriquement à se créer une règle d'alimentation adéquate à leurs besoins.

Quoi qu'il en soit, les combinaisons multiples auxquelles on a pu se livrer pour l'alimentation, doivent obéir à certaines règles. Ces règles, souvent inconsciemment obéies, aboutissent à la fixation de la ration.

Cette ration se calcule en tenant compte de toutes les déperditions organiques, sécrétions diverses, excrétions, subies par un individu sain dans les mêmes conditions moyennes de travail.

La respiration représente une des voies d'élimination du carbone brûlé, sous forme d'acide carbonique; l'urine rejette au dehors principalement sous forme d'urée et très accessoirement d'acide urique et de créatinine, les substances albuminoïdes usées.

On peut donc doser les pertes de l'organisme.

Les fèces expulsent principalement les parties non utilisées.

Déchets ou matières usées constituent le bilan des échanges organiques et l'aboutissant ultime de la nutrition.

Le calcul permet de tenir compte d'un côté de toutes les pertes causées à l'organisme par le fonctionnement même des organes et l'usure des tissus et de fixer aussi les quantités d'aliments nécessaires à combler ce déficit, en substances azotées, hydrocarbonées, en sels, en eau.

On doit de plus penser au supplément d'aliments nécessaires à la production variable de chaleur et de travail musculaire. C'est le charbon qui doit faire marcher la machine, l'avoine qui donne des jambes au cheval, cette réserve d'énergie est le *potentiel alimentaire*.

Au double but, compenser les pertes, fournir du potentiel concourent les différents aliments.

Sous le nom *d'aliments d'épargne*, on comprend des substances comme l'alcool, le thé, le café et congénères. Ils agissent comme stimulants, et peu ou point comme aliments; ce seraient plutôt des médicaments.

On divise les substances alimentaires en :

Principes alimentaires (Eau.
de nature minérale.   ) Sels minéraux.

Principes alimentaires
de nature organique.

Azotés.
- Matières albuminoïdes proprement dites.
- Protéides.
- Matières collagènes.

Non azotés.
- Corps gras.
- Hydrates de carbone.
  - Matières amylacées.
  - Sucres.

Les substances alimentaires ont d'après M. Bunge, des rôles différents :

1º Les unes servent à la réparation des tissus et à la production d'énergie (albuminoïdes).

2º Les autres fournissent l'énergie (matières collagènes, graisses, hydrates de carbone).

3º D'autres enfin remplacent les éléments usés sans produire aucune énergie (eau, sels minéraux).

Chaque jour un poids donné de matériaux, les uns par rapport aux autres dans une relation étroite de quantité, est usé par l'organisme ; chaque jour on doit rendre à l'organisme et au fur et à mesure une même quantité dans un même rapport.

En un mot, la recette doit équilibrer la dépense et l'encaissement doit faire rentrer les mêmes espèces que le déboursé.

CHAPITRE PREMIER

RÉGIMES SELON LES AGES.

On doit d'abord s'occuper à régler le régime et la ration aux différents âges.

Au premier abord on pourrait croire qu'il ne s'agit là que d'une affaire de proportion, que d'une règle de trois à résoudre. Le problème n'a pas une solution aussi simple. On doit tenir compte, pour en donner la solution, de facteurs nouveaux surajoutés.

La ration de l'adulte représente d'une façon à peu près exacte la *ration* dite *d'entretien*.

Chez l'enfant, les exigences se font plus grandes, il est besoin d'une *ration* supplémentaire dite *de croissance*. A cette période de la vie, non seulement l'alimentation doit fournir au remplacement des matériaux usés par le fonctionnement vital, par l'incessant tourbillon des échanges, elle doit en plus procurer la quantité de substances nécessaires au développement. La ration proportionnelle de l'enfant sera donc inversement proportionnelle à l'âge, puisque la croissance montre une activité d'autant plus grande que l'enfant est plus jeune.

On a pu fixer, en prenant pour terme de comparaison le besoin journalier en carbone et en azote, l'échelle suivante qui traduit la ration aux différents âges par rapport à l'unité de poids, le kilogramme.

	Az.	C.
	centigr.	gr.
Première enfance.....	37	4,14
10 ans...............	13	2,88
16 ans...............	12	1,80
Adulte..	6	1,38
Vieillard............	7	1,50

ARTICLE Ier. — RÉGIME ALIMENTAIRE DES ENFANTS.

S'il est une époque de la vie où la réglementation de l'alimentation soit importante, c'est bien l'enfance ; mais le régime alimentaire auquel l'enfant doit être soumis se modifie à mesure que le sujet avance en âge, jusqu'à ce qu'il arrive petit à petit, sans transition brusque, au régime de l'adulte.

Au point de vue de l'alimentation, l'enfant passe par trois grandes périodes : celle de l'allaitement, celle du sevrage et celle du régime ordinaire.

Plus l'enfant est jeune, plus sa croissance est grande, plus est capital le rôle joué par son système digestif. La question d'alimentation est une question de vie ou de mort pour le jeune être.

Le médecin a toutes les raisons possibles de régler l'alimentation du jeune enfant. Ces règles de l'alimentation n'ont pas encore suffisamment pénétré dans le public. Ceux qui font de la médecine d'enfants constatent chaque jour des erreurs ou des écarts de régime, causes le plus souvent des troubles divers pour lesquels on vient les consulter. Il faut donc que le médecin possède à ce sujet des notions bien claires et bien précises pour être en mesure de remplir sérieusement son rôle d'éducateur.

L'étude des régimes alimentaires chez l'enfant comprend trois grandes divisions :

I. L'allaitement, régime normal du nouveau-né qui comprend deux variétés :

1° *Allaitement naturel ;*

2° *Allaitement artificiel.*

4.

On supplée par l'allaitement artificiel à l'insuffisance de l'allaitement naturel.

Une sous-variété, *l'allaitement mixte*, participe des deux.

II. Le régime du sevrage ou régime de transition, acheminement vers le régime de l'adulte.

III. Le régime de la seconde enfance ou adaptation du régime de l'adulte au jeune sujet.

I. — **Allaitement.**

Qu'il soit naturel ou artificiel, l'allaitement est soumis aux mêmes règles.

Dans les deux cas le lait reste l'aliment exclusif du jeune sujet, à cette différence près que dans l'allaitement naturel, on emploie le lait de femme et dans l'allaitement artificiel le lait d'une femelle d'animal domestique.

1° *Allaitement naturel.*

BASE DU RÉGIME. — Régime alimentaire normal des nouveau-nés, l'allaitement naturel représente un régime lacté intégral.

L'allaitement maternel, ou à son défaut l'allaitement mercenaire, constitue le régime le mieux adapté aux besoins du tout jeune enfant.

Le lait fournit au nourrisson les matériaux nécessaires à son entretien et à sa croissance.

COMPOSITION DU RÉGIME. — Le régime alimentaire des nourrissons possède une composition très simple. Un seul aliment est mis à contribution ; c'est le lait de la mère ou de la nourrice.

Malgré l'origine unique de l'aliment, l'allaitement maternel ou mercenaire suffit amplement aux besoins du jeune sujet, par suite de la complexité même du liquide sécrété par la glande mammaire. Le lait représente l'aliment complet, riche surtout en matière azotée et en graisse, relativement plus pauvre en hydrates de carbone.

Le lait contient en effet, à côté de la substance azotée nécessaire à toute alimentation, et représentée par la caséine, matière albuminoïde fondamentale du lait, des hydrocarbures sous forme de graisse, le beurre ou crème, et de sucre de lait, mais non de féculents, des sels, dont les plus importants à la nutrition, le chlorure de sodium et les phosphates principalement terreux. Voici les détails de sa composition.

Lait de femme. — Dans les premiers jours qui suivent l'accouchement, la mamelle sécrète un liquide qui n'est pas encore du lait. C'est le *colostrum*. Ce liquide intermédiaire sert à la fois d'aliment et de purgatif pour le jeune enfant et l'aide à expulser son méconium.

Lorsque le lait est constitué, il a les qualités suivantes :

Densité. — Le lait de femme possède une densité qui oscille entre 1018 et 1045 ; le degré le plus fréquemment lu au lactodensimètre se tient dans les environs de 1030.

Réaction. — Légèrement alcaline au papier de tournesol.

Composition du lait. — Voici la composition chimique moyenne du lait de femme :

Eau. — La quantité d'eau varie de 901,3 à 832,3 ; en général la quantité se rapproche avec quelques écarts en plus ou moins de 890.

Sels. — Les sels ont offert une quantité minima de 0,77 et maxima de 3^{gr},1 ; en général c'est le chiffre de 2 grammes ou un chiffre peu différent qu'ont trouvé les chimistes.

Sucre de lait. — Un minimum de 40 grammes par litre et un maximum de 77 représente la quantité de sucre de lait.

Il faut remarquer que les analyses récentes donnent presque toutes des nombres oscillant plutôt autour de 70 grammes que de 40. Cette différence tient aux méthodes d'analyse défectueuses qui étaient pratiquées aux époques antérieures.

Beurre. — Les variations de beurre offrent des écarts considérables de 24 à 59 grammes par litre.

Caséine. — Les incertitudes qui règnent presque encore aujourd'hui sur la nature de la ou des substances albuminoïdes du lait ont aussi introduit des causes d'erreur dans l'analyse ; ajoutons à cela que certains auteurs ont rapporté leurs résultats au kilogramme et non au litre ; la correction du reste ne cause pas une différence énorme, mais toutefois elle n'est pas négligeable.

Nous considérons comme exagérés les nombres de 39, 35 grammes trouvés par Vernois et Becquerel, par Simon et par Gorup-Besanez et

| AUTEURS. | DENSITÉ. | EAU. | MATIÈRE ALBUMINOIDE. | | BEURRE. | SUCRE. | SELS. |
			Caséine en suspension.	Caséine en dissolution			
Chevallier et Henry (par lit).	1020 à 1025	879,8	15,2		35,5	65,0	4,5
Gorup-Besanez (1)		872,40	19		42,30	59,60	2,80
J. Kœnig (2)	1027	874,1	10,3	12,6	37,8	62,10	3,1
(mal nourrie). . .		901,3	16,0		28,3	52,7	1,7
(bien nourrie). .		885,6	20,9		46,9	45,1	1,5
H. Ferry (3) (par litre).	1033,50	900,10	10,52		43,43	76,14	2,14
lait de 25 mois (par kil.).	1023		10,05		59,43	73,15	0,77
Mme Brès (4) (par kil.)							
femme Galibin, 3 mois.	1029,4		9,54		34,70	74,78	1,93
24 mois.	1027,85		13,12		51,96	77,70	1,62
E. Duclaux (5) par (litre). . .			9,1	0,7	40,4	77,2	2,4
							en suspension. 0,08 — en solution. 1,6
Wartha (6)	1032,76	876,13	17,96		35,50	70,05	2,01
Millon et Comaille (par litre).				2,77			
Szalardi (7) (par litre)	1029 à 1036,36 moy. 1032,75		12,6 à 21 moy. 18,8		10 à 18.9 moy. 33,8	65,2 à 75,7 moy. 70	1,4 à 2,5 moy. 2

(1) Gorup-Besanez, *Traité de chimie physiologique,* traduct. Schlagdenhaufen, p. 598-601-618.
(2) J. Kœnig, *Chemie der menschlichen Nahrungs und Genussmittel,* Bd I, 1882.
(3) H. Ferry, *Étude comparée sur le lait de la femme, de l'ânesse, de la vache et de la chèvre,* suivie de tableaux d'analyse, J.-B. Baillière, édit., 1884.

(4) Mme Brès, *De la mamelle et de l'allaitement,* thèse Paris, 1875.
(5) E. Duclaux, *Le lait,* p. 192.
(6) Wartha, *Anali di chimica e di farmacologia,* 1891.
(7) Szalardi (Buda-Pest), *Examen des nourrices et de leur lait (Gyogyàsrat,* n° 37, 1891).

même ceux de 31 donnés par Payen et Haïdlen. Du reste, Gorup-Besanez a ultérieurement corrigé son premier chiffre.

20 grammes sont encore un peu forts, c'est au-dessous de cette quantité jusqu'à 10 environ que semble devoir se trouver la quantité habituelle : M. Béchamp soutient même que le lait de femme est un lait sans caséine.

Le départ entre la caséine en suspension et les autres variétés d'albuminoïdes n'a pas été fait par d'autres que par M. Duclaux (1) et M. J. Kœnig, sans que leur résultat soit tout à fait comparable.

La coagulation de la caséine du lait de femme soit par l'acide acétique, soit par la présure, se fait en très fins grumeaux.

On a voulu y voir un argument pour affirmer la différence de constitution de cette caséine avec celle d'autres laits, du lait de vache en particulier, qui se prend en un coagulum compact, rappelant un caillot fibrineux.

Cette différence n'existe pas. Si la caséine contenue dans le lait de femme ne donne qu'une fine coagulation, la cause en est dans la minime quantité de l'albuminoïde présent, mais non à sa nature spéciale.

La caséine du lait de femme précipitée par l'alcool et redissoute dans l'eau où elle est facilement soluble précipiterait à peine par les acides. Cette même caséine desséchée, insoluble dans

____

(1) Duclaux, *Le lait*, 2ᵉ édition. Paris, 1894.

l'alcool, se dissoudrait complètement dans l'eau ; sa digestion serait rapide.

La caséine de la vache aurait les qualités contraires, d'où la conclusion que les deux caséines seraient chimiquement dissemblables.

Telle avait été l'opinion depuis Simon (1838) jusqu'à Makris (1876).

Mais depuis, E. Pfeiffer a montré qu'on peut précipiter la caséine du lait de femme par les acides si on élève un peu la température et si l'on fait attention à ne pas ajouter un excès d'acide.

Depuis, Schmidt, Dogiel, Struve ont confirmé le fait.

La divergence dans les réactions obtenues tient au dissolvant, aux sels dissous, comme l'a soutenu Scherer et l'avait démontré Kehrer, en ajoutant le résidu du lait de femme resté sur le filtre en porcelaine au liquide provenant du lait de vache, passé à travers un même filtre. Transportée dans ce milieu, la caséine du lait de femme se comporte comme celle du lait de vache.

D'un autre côté, l'adjonction au lait de femme des sels qui lui manquent par rapport au lait de vache permet d'avoir avec les acides un précipité compact et non grenu (Hammarsten, Sœldner, Dogiel, Biel).

Un phénomène analogue se passe pour l'albumine, dont la précipitation complète est favorisée par l'addition de sulfate de magnésie jusqu'à saturation.

La question semble donc jugée par les chimistes, la caséine du lait de femme et celle du lait de vache ne diffèrent que par la quantité contenue dans ce liquide et la variété de précipitation tient au sel dissous, sauf la voix dissidente de M. Béchamp qui tient le lait de femme pour un lait sans caséine.

VARIATIONS DE COMPOSITION. — A côté de la question de composition moyenne, l'étude du lait de femme comporte un autre problème, celui de sa composition aux différentes époques de la lactation.

Dans les premiers jours, la glande mammaire donne naissance à une sécrétion temporaire, le colostrum.

Une fois cette période passée, le lait garde une composition qui n'offre que quelques variantes, qu'on saisit nettement sur un graphique.

Dans la plupart des travaux, on a oublié de mentionner l'âge du lait soumis à l'analyse. H. Féry en a fait une étude spéciale portant sur 25 cas.

En y joignant les quelques examens que nous avons rencontrés dans les auteurs avec mention de cette particularité, nous avons fait les constatations suivantes :

Sels. — Les sels diminuent très légèrement à mesure que le lait vieillit.

Sucre de lait. — Le sucre semble subir une diminution du 1er au 6e mois environ de 85 à 70 grammes dans les écarts extrêmes, pour se maintenir ensuite avec quelques oscillations aux environs de 75, mais, à partir du 11ᵉ mois, les analyses se font rares et nous forcent à garder une certaine réserve dans nos conclusions. Du reste, à quelque époque que ce soit, les variations sont minimes.

Beurre. — Il n'en est pas de même pour le beurre, dont le graphique reproduit les grandes oscillations.

De l'ensemble général on constate que du 1ᵉʳ mois au 8ᵉ ou 10ᵉ l'ascension se produit, peu interrompue de 17 grammes à 77,63, qu'ensuite la ligne se maintient près de 40 grammes.

Mais à partir du 11ᵉ mois, nous possédons peu de renseignements; de plus, le beurre offre, dans une même journée, dans les diverses parties d'une même tétée, de telles différences qu'il faudrait un beaucoup plus grand nombre de faits pour poser des conclusions rigoureuses.

Caséine. — La courbe qui dessine les variations de la caséine indique, à part quelques échappées irrégulières vers des nombres supérieurs ou inférieurs, que l'âge du lait influe faiblement sur la quantité de la substance albuminoïde ou tout au moins que le sens des variations ne se marque pas nettement.

En résumé, comme l'a fait remarquer Szalardi, le lait de femme ne subit pas dans la quantité de ses composants des variations bien notables. Le beurre seul donne des nombres assez différents; mais ces augmentations et ces diminutions se produisent même dans les diverses portions d'une même tétée.

H. GILLET. — Form. des régimes. 5

2° *Allaitement artificiel.*

BASE DU RÉGIME. — Le lait reste toujours l'aliment unique du régime ; mais au lieu de provenir de la femme, on le tire d'un animal domestique.

On s'adresse soit à l'ânesse, soit à la chèvre, le plus habituellement chez nous à la vache.

Le lait de jument n'est guère utilisé que par les peuplades russes du Caucase.

Le lait de brebis, de chienne, n'est cité que comme curiosité.

L'allaitement de Romulus et de Rémus par une louve appartient peut-être à la réalité, sinon à la légende plus ou moins fabuleuse.

Lait d'ânesse. — C'est le succédané le plus rapproché comme composition du lait de femme et qui convient le mieux pour les premiers mois. Au delà, sa valeur nutritive n'est peut-être pas suffisante.

COMPOSITION. — Sa composition par litre est la suivante :

Densité	1032°,10
Eau	914 grammes.
Extrait sec	118 —
Beurre	30 —
Sucre	69 —
Caséine	12,30
Sels minéraux	4,50
Azote	1,91
	H. FÉRY.

ADMINISTRATION. — On peut le donner au biberon, mais il est surtout recommandable au pis même de la bête.

A la nourricerie de l'hospice des Enfants Assistés de Paris, on allaitait ainsi les petits syphilitiques, qu'on ne peut à cause de leur maladie confier à des nourrices saines.

Depuis que Parrot avait installé cette annexe de l'établissement indiqué, on sauvait chaque année une certaine proportion d'enfants, qui jadis mouraient tous (1).

Le prix de revient est élevé ; c'est la grosse objection, non médicale mais budgétaire, de ce mode d'alimentation.

Lait de chèvre. — On se procure facilement ce lait dans les campagnes et dans les grandes villes.

Composition. — La composition suivante montre qu'il s'éloigne beaucoup du lait de femme, principalement par sa forte proportion de caséine :

Densité	1033°,85
Eau	869gr,52
Extrait sec	164gr,34
Beurre	60gr,68
Sucre	48gr,56
Caséine	44gr,27
Sels minéraux	9gr,10
Azote	6gr,36

H. Féry.

Administration. — Il y a avantage à faire prendre ce lait au pis même de l'animal.

(1) Lunier et Foville, *l'Hospice des enfants assistés de Paris* (*Annales d'hygiène*, 1883, t. IX, p. 476).

Le lait de chèvre ne convient qu'à des enfants déjà âgés de 4 à 6 mois. On l'a recommandé, à défaut d'ânesse, pour les syphilitiques héréditaires. C'est la pratique de M. le professeur Alfred Fournier.

Lait de vache. — C'est le succédané du lait de femme le plus habituellement employé, celui qu'on peut se procurer partout.

Comme le lait de femme, celui de vache subit des variations parfois assez grandes et qui portent principalement sur la quantité de beurre. Le crémomètre indique des proportions variables avec les moments d'une même traite.

L'alimentation du bétail a une influence, mais relativement restreinte, au point de vue de la composition chimique.

Le goût du lait, en dehors de quelques plantes aromatiques qui lui communiquent le leur, provient des impuretés. L'odeur d'étable tient à la mauvaise tenue des vaches.

Avec quelques précautions on pourrait livrer à la consommation un lait presque stérile. Il suffirait d'avoir des ustensiles et des récipients non seulement lavés à l'eau bouillante, mais bouillis de façon à les stériliser, de laver soigneusement le pis de la vache, de traire les mains très propres, sans toucher au lait, et de rejeter les premières gouttes pour chasser les germes qui ont remonté.

Composition. — D'une façon générale, voici les substances contenues dans le lait de vache et par comparaison dans son coagulum transformée en fromage :

Composition du lait de vache et du fromage
D'après Moleschott.

	EAU.	GRAISSE.	MATIÈRES AZOTÉES.	MATIÈRES HYDRO-CARBONÉES.	SELS.
Lait............	855,00	45,00	55,00	40,00	5,50
Fromage........	369,00	242,63	334,65	»	54,13

On voit que le lait représente surtout un aliment liquide. Il contient une assez forte proportion d'eau.

C'est en même temps un aliment complet, qui suffit à la croissance du jeune être. Il est riche en substance azotée, la caséine ou matière albuminoïde du lait, 55 p. 1000.

Sa teneur en matière grasse, crème ou beurre, est forte, 45 p. 1000, de même qu'en sels, 5,5 p. 1000.

Seule la quantité de corps hydrocarbonés pèche par sa faiblesse relative à la proportion 40 p. 1000.

Le tableau suivant nous indique les détails de cette composition :

Composition du lait de vache.

	MARCHAND.	CHEVALLIER et BAUDRIMONT.	H. FÉRY.	DUCLAUX.		
Densité	»	»	1033,40	»		
	gr.	gr.	gr.			
Eau.......................	910,55	842,80	910,08			
Beurre..................	38,40	64,70	34,00	32,2 ; 27,5 ; 23,4		
Lactose	51,85	43,40	52,16	49,8 ; 53,8 ; 50,7		
Caséine ....}	23,82		28,12	33,1 ; 27,2 ; 32,2		
	II		6,00	8,4 ; 5,5 ; 6,8		
				So-	Phosphate de chaux	
				lubles	en suspension	en solution
Chlorure de potassium.	0,994					
— de sodium ...	0,458					
Phosphate de potasse...	0,073					
— de chaux....	3,458					
Sels 7gr,28 — de magnésic.	0,657	6,30	4,36			
— de fer.......	0,248					
Sulfate de potasse.....	0,703			3,9	2,2	1,4
Silicate de potasse	0,018			3,5	2,1	1,4
Carbonate de soude...	0,671			3,8	1,8	2,2

Pour les sels minéraux contenus dans le lait, voici les proportions respectives :

POUR 100 PARTIES DE CENDRES.	LAIT DE VACHE.			
	WEBER.		HAIDLEN.	
Chlorure de sodium....	4,74	16,23	4,89	4,43
— de potassium.	14,18	9,49	29,38	23,86
Potasse...............	23,46	23,77	»	»
Soude................	6,96	»	8,57	5,86
Chaux................	17,34	17,31	25,51	24,25
Magnésie.............	2,20	1,90	3,87	3,78
Oxyde de fer.........	0,47	0,33	»	»
Acide phosphorique...	28,04	29,13	26,32	25,00
Phosphate de fer.....	»	»	1,42	1,00
Acide sulfurique......	0,05	1,15	»	»
— carbonique.....	2,50	»	»	»
Silice................	0,06	0,09	»	»

Autre analyse.

Phosphate de chaux........	0,231	0,344
— de magnésie.....	0,042	0,064
— de fer...........	0,007	0,007
Chlorure de potassium......	0,144	0,183
— de sodium........	0,024	0,034
Soude....................	0,042	0,046
	0,490	0,677

HAIDLEN.

Il faut rejeter de la consommation certains laits de vache, lorsque l'animal mange des drèches, des résidus de brasseries, de féculeries ou de sucreries, ou certaines plantes.

Le lait de vaches nourries avec du trèfle gâté,

fermente et peut amener de la diarrhée, chez les nourrissons (1).

Il y a tout avantage, malgré ce qu'on a pu dire et écrire dans ce sens, à ne pas donner à l'enfant le lait d'une même vache, parce que loin d'offrir au nourrisson un liquide toujours identique, on lui donne par ce moyen un aliment de composition variable, surtout au point de vue de la teneur en beurre, qui change et à chaque moment d'une même traite et aux différentes traites.

Le lait mélangé d'un grand nombre de vaches présente un rapport plus stable de ses éléments composants.

Il y a plus : Gerhardt a démontré que la dilution d'un lait est capable d'annihiler la virulence du bacille tuberculeux, que le lait d'une vache tuberculeuse devient stérile par son incorporation à une grande quantité d'autre lait. Donner le lait d'une même vache, c'est risquer d'avoir le lait d'une vache tuberculeuse, si celle-ci n'a pas été inoculée à la tuberculine, tant qu'une loi n'obligera pas les éleveurs à soumettre tous leurs animaux à cette épreuve.

ANALYSE BACTÉRIOLOGIQUE. — A côté de la composition chimique du lait de vache comparée à celle du lait de femme, on doit tenir un grand compte de sa pollution par des germes.

C'est pour cette raison qu'on recommande le lait *bouilli* ou mieux le lait *stérilisé*.

Lait bouilli. — COMPOSITION. — L'ébullition,

(1) K. Alh, *Deutsche med. Woch.*, 30 janvier 1890.

en dehors du goût, modifie peu la composition du lait.

La quantité respective de caséine dissoute et de caséine en suspension reste presque identique, malgré la pellicule de frangipane qui contient de minimes portions de substance albuminoïde et de phosphate.

La diminution assez marquée des gaz aurait plus d'importance.

Toutefois, d'expériences comparatives récentes, M. Rodet, de Lyon (1), conclut au point de vue de la valeur nutritive en faveur du lait bouilli, comme du lait stérilisé du reste.

Le lait bouilli peut donc être considéré comme un lait soumis à un certain degré de stérilisation.

INDICATIONS. — Comme tel il a son application dans l'allaitement artificiel du nourrisson.

Lait stérilisé. — Le lait stérilisé constitue un mode d'alimentation aujourd'hui très employé. C'est en particulier le mode d'allaitement artificiel le plus recommandable. Mais ce régime a de tels rapports avec les maladies, en particulier avec celles du tube digestif, qu'il se mêle dans les ordonnances avec les prescriptions pharmaceutiques.

Du reste, son importance mérite qu'on le connaisse.

PRINCIPE DE LA MÉTHODE. — Le lait, à moins qu'on le recueille avec des précautions spéciales d'asepsie, parfaitement applicables à la traite journa-

____

(1) Rodet, *Soc. de biol.*, juin 1896.

lière, mais malheureusement difficiles à faire entrer dans les mœurs routinières des fermiers, est toujours livré souillé par des germes bactériens, en particulier par le ferment lactique. Mais à côté de cet organite qui empêche la conservation du lait, il peut s'en rencontrer d'autres plus ou moins dangereux, staphylocoques, bacille tuberculeux, bacille typhique, bacterium coli commune, etc., parmi ceux qu'on a le plus à craindre ; c'est pour les détruire qu'on stérilise le lait.

Mode de préparation. — Le lait stérilisé se prépare en grand soit industriellement, soit dans les établissements, comme les maternités, les crèches, les dispensaires d'enfants.

Le lait peut aussi se stériliser par ration journalière, dans les familles.

Quel que soit le mode employé, on procède d'une façon analogue. Il n'y a guère que les appareils qui changent. Le liquide est soumis à une température de 100° à 104° au plus environ, sous pression de vapeur d'eau ; au-dessus de ces températures, la caséine s'altère, la digestibilité du lait diminue.

Si, de cette manière, on n'a pas un lait tout à fait privé de germes, on a détruit sûrement les germes pathogènes seuls dangereux.

Préparation industrielle ou en grand. — On dispose un grand nombre de bouteilles de lait dans des chaudières sous pression de vapeur d'eau.

Les appareils en usage se composent, comme pièce principale, d'un vaste cylindre chauffé soit directement, soit par la vapeur. On peut obtenir dans ces machines plus de 110° et jusqu'à 3 atmosphères de pression. Une disposition permet de faire arriver de la vapeur d'eau sous pression.

Un autre modèle, comme celui qui sert à M. Budin dans son service de la Charité, consiste en un vaste bain-marie revêtu d'un couvercle. Avec cet appareil, on n'a guère plus de 100°, on a même 98 seulement et peu de pression.

PRÉPARATION FAMILIALE. — *A. Stérilisation avec un appareil spécial.* — Parmi les appareils en usage, celui de Soxhlet, plus ou moins modifié par l'un ou par l'autre dans quelques-uns de ses détails, représente, en somme, l'appareil de choix.

Il se compose : 1° d'un récipient allant au feu et muni d'un couvercle bien adapté (fig. 3); 2° d'un support ajusté au récipient et destiné à descendre les bouteilles; 3° d'un système de bouchage.

B. Stérilisation sans appareil spécial. — On peut, avec un dispositif très simple et à peu de frais, réaliser la stérilisation à domicile, d'après le procédé imaginé par le Dr Lédé et que je conseille dans les petits ménages. C'est aussi la pratique de M. Budin.

Voici en substance le procédé, qui mérite, par sa simplicité même, une vulgarisation rapide :

Les objets nécessaires comprennent :

1° Une marmite avec son couvercle, un pot-au-feu quelconque à fond rond;

2° Un panier à verres en fil de fer, en fer-blanc ou en osier, en un mot un support aussi quelconque. Ici, tout est quelconque, sauf la méthode. La seule condition exigée est qu'il puisse être introduit dans la marmite et être maintenu au-dessus du fond de celle-ci ; autrement, il faudrait interposer un trépied ou tout autre objet pour relever le panier à une certaine hauteur. Au besoin une simple couronne, faite avec de la sparterie, de la paille ou un tortillon de foin mis au fond de la marmite (Budin) suffira pour éloigner les bouteilles du fond du récipient.

3° Autant de petites bouteilles que de tétées, une en plus au besoin, en cas d'accident, mais de capacité supérieure à la quantité de lait nécessaire.

4° Des bouchons en liège, ordinaires, mais de très bonne qualité, s'adaptant bien exactement aux bouteilles.

A la place des bouchons qu'on peut trouver partout, on pourra se procurer les capuchons en caoutchouc de M. Budin, ayant la forme des capsules métalliques qui ferment les bouteilles d'eaux minérales ou bien encore des bouchons de caoutchouc en forme de champignons (fig. 4 à 7).

Voilà l'instrumentation et ses accessoires.

Voici la manœuvre de la stérilisation :

Chaque matin, la mère de famille, la nourrice à gage va chercher dans un pot bien propre (bouilli à même l'eau, égoutté seulement, est le meilleur) sa provision quotidienne de lait.

Les petites bouteilles ont aussi été ébouillantées. Elles ont fait un bouillon dans l'eau (eau propre, carbonatée au besoin ou mieux salée) et

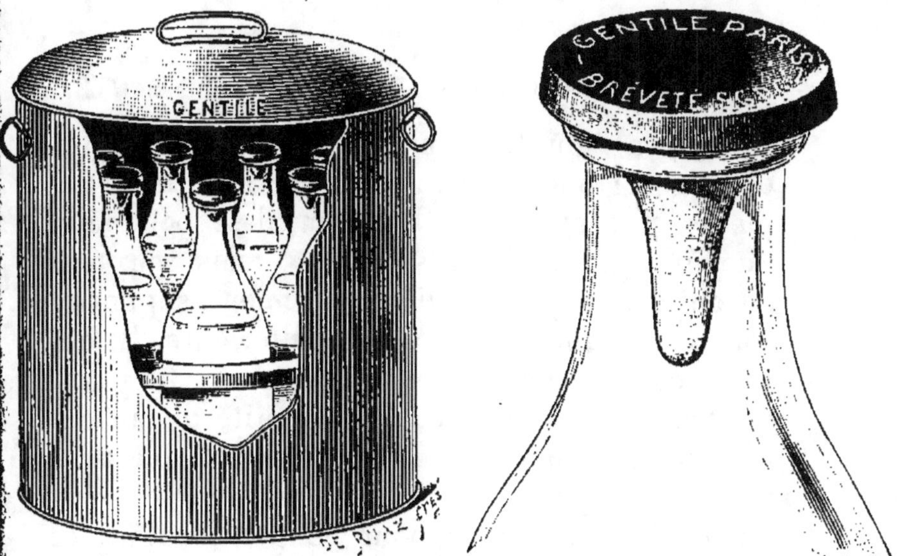

Fig. 3. — Bain-marie de Soxhlet.   Fig. 4. — Obturateur automatique en place.

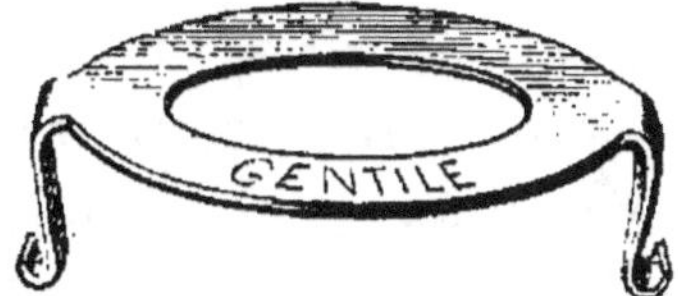

Fig. 5. — Armature.

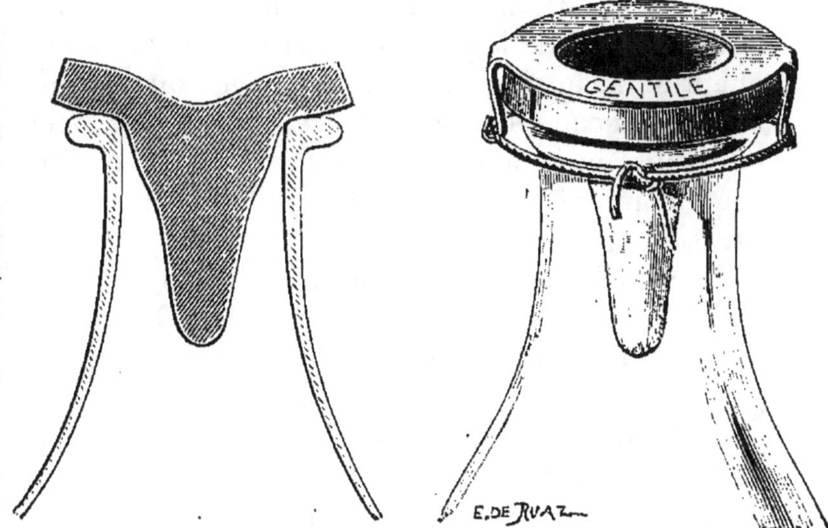

Fig. 6. — Obturateur déprimé.   Fig. 7. — Obturateur ficelé.

Fig. 3 à 7. — Appareil pour la stérilisation du lait.

sont bien égouttées, mais jamais essuyées, en dedans surtout. Ceci est la stérilisation des récipients. A la première ébullition, il se peut faire que quelques récipients cassent ; mais ceux qui auront subi l'épreuve victorieusement, supporteront sans crainte les chauffages ultérieurs. Ils auront acquis une certaine trempe.

Chaque bouteille reçoit la quantité de lait qui correspond à une tétée, quantité variable avec l'âge ou le poids. Si l'enfant est tout jeune et qu'on ait des raisons pour couper son lait, ce qui ne serait pas constamment nécessaire (Budin), on ajoute alors la portion congrue d'eau préalablement filtrée ou bouillie, ou d'eau minérale naturelle à faible minéralisation : Saint-Alban, Évian, Vittel, Saint-Galmier, Vals, Alet, Pougues, etc.

Les bouteilles, remplies au plus aux trois quarts, sont placées dans le panier à verres. On descend le tout, panier et bouteilles, dans la marmite, au fond de laquelle on a versé une certaine quantité d'eau simple, ou mieux salée ou carbonatée, de façon que l'eau affleure seulement la face intérieure du panier. On met le couvercle qu'on peut maintenir par un poids, un fer à repasser, par exemple.

On chauffe et l'on maintient l'ébullition environ une demi-heure, trois quarts d'heure. On laisse refroidir un peu, on soulève le couvercle et l'on pose sur chaque bouteille un bouchon dont, préalablement, on passe vivement le bout dans la flamme ou dans l'eau bouillante.

Lorsque le tout est assez refroidi, on finit d'assujettir les bouchons aux bouteilles qu'on porte au frais et à l'obscurité. Avec les obturateurs de M. Budin, les bouteilles ont été avantageusement recouvertes dès le début; on n'a plus qu'à les assujettir.

La stérilisation est terminée, moins compliquée en pratique que ne le ferait croire une description forcément longue pour être complète.

Au fur et à mesure du besoin, chaque bouteille est débouchée, coiffée aussitôt d'une tétine pleine ou mieux percée d'un petit trou latéral pour l'air, ou, de préférence, munie d'un galactophore de M. Budin. Jamais aucun transvasement du lait, qu'on tiédit au bain-marie au moment de l'emploi.

Le lait stérilisé laissé au repos se sépare en trois couches : à la surface la crème, au milieu un liquide plus clair que le lait, au fond un dépôt de caséine, quelquefois en petites boules. Cette stratification, à moins de produits très anciens ou altérés, par insuffisance de stérilisation ou prise d'air du récipient, disparaît en retournant plusieurs fois la bouteille.

Quel que soit le procédé de stérilisation, le lait prend plus ou moins le goût de cuit; à partir de 100°, il se colore de plus en plus en jaune brun.

Au point de vue spécial et capital de la digestibilité du lait stérilisé, il y a désaccord entre la stérilisation absolue et la digestibilité. On a montré (A. Baginsky, Gautrelet, etc.) que le lait chauffé au delà de 100° perd de ses qualités nutritives par la transformation de la caséine. Un lait absolument stérilisé, c'est-à-dire maintenu à 125°, outre son mauvais goût, serait peu digestible.

INDICATIONS. — Le lait stérilisé doit constituer la *nourriture des jeunes enfants élevés artificiellement*, même lorsqu'ils sont sains, mais à plus forte raison s'ils sont malades, et surtout s'ils sont atteints de *troubles gastro-intestinaux*.

Lait filtré. — PRINCIPE DE LA MÉTHODE. — Pour remplacer la stérilisation à la chaleur humide, M. Seibert (de New-York) a proposé le filtrage. On obtient un produit chez lequel le goût de cuit est absent.

MODE DE PRÉPARATION. — Les essais ont été d'abord faits avec la ouate stérilisée, puis avec un filtre spécial d'alumine, au travers duquel on fait passer le lait au moyen de l'aspiration faite dans le récipient destiné à le recueillir.

On conserve le lait ainsi traité dans des flacons préalablement stérilisés et bouchés hermétiquement. On les maintient au frais et à l'abri de la lumière.

Il est certain que ce procédé est capable de débarrasser le lait de ses bactéries. Toutefois, les résultats ne valent peut-être pas ceux de la stérilisation ordinaire, ou même de la simple pasteurisation.

D'après un travail du Dr Emily Levy (1), le filtrage pratiqué selon la méthode de M. Seibert ne retarderait guère le moment où le lait aigrit et

(1) E. Levy, *New York Medical Journal*, 5 février 1895.

n'aurait qu'à peine d'influence sur sa teneur en bactéries.

Voici du reste les tableaux de ses expériences :
Pour un premier échantillon :

	Divisions de l'eau de baryte servant au titrage.	
	Lait frais.	Même lait frais filtré.
9 heures du matin..	84	80
4 heures après......	84	86
7 heures après......	88	88
9 heures après......	106	138 (caillé).

Pour un second échantillon :

6 h. 1/2 du matin...	84	84
6 heures après......	84	84
8 heures après......	100	96

Et pour un troisième :

6 heures du matin..	88	88
1 heure du soir.....	88	92
3 heures soir.......	98	100
6 heures soir.......	128	140

Si le lait filtré est ensuite stérilisé, l'avantage ne se ferait pas remarquer. Ainsi :

	Lait non filtré stérilisé.	Même lait filtré et stérilisé.
1er jour............	88	88
3e —	90	88
4e —	90	94
11e —	»	90
13e —	112	112

Le lait filtré, dont théoriquement on devrait espérer davantage, ne paraît pas devoir aujourd'hui supplanter le lait stérilisé, soit par défectuosité de l'appareil, soit par erreur dans les manipulations, mais le débat n'est pas clos pour cela. De nouveaux faits peuvent se produire.

INDICATIONS. — L'inventeur du procédé avait l'intention de donner le lait filtré aux nourrissons à la place du lait stérilisé.

Lait centrifugé. — PRINCIPE DE LA MÉTHODE. — On peut reprocher à la stérilisation la composition chimique du lait de vache, différente de celle du lait maternel. Toute la question de l'allaitement artificiel se résume dans la solution des problèmes suivants : 1° Donner à l'enfant un lait de composition chimique et de propriétés physiques peu différentes de celles du lait humain ; 2° Ce lait doit avoir une digestibilité et un pouvoir nutritif analogues à ceux du lait de femme ; 3° Il doit être exempt de germe bactérien.

Pour essayer de remplir ces conditions, M. G. Gärtner (de Vienne) s'est servi du *centrifugage*. Il a tenté de constituer aussi avec le lait de vache un lait de composition chimique analogue à celui de femme.

Dans l'industrie laitière, il y a déjà longtemps qu'on ne recueille plus la crème par le simple repos du lait, comme on le pratique encore dans les petites fermes ; on se sert d'un appareil à force centrifuge qui permet de rassembler la crème en peu de secondes (1).

____

(1) Ferville, *L'industrie laitière, le lait, le beurre et le fromage*, Paris, 1888.

C'est à cette méthode que s'est adressé M. Gärtner (de Vienne).

MODE DE PRÉPARATION. — Voici le traitement qu'on fait subir au lait de vache pour le rendre pareil à celui de femme :

Le lait de vache encore chaud est mêlé avec un volume égal d'eau bouillie de même température et soumis à l'appareil centrifuge, marchant de 4 000 à 8 000 tours à la minute.

La disposition de la machine permet de faire couler à part les parties légères amenées au centre du récipient soumis à la force centrifuge, c'est-à-dire un liquide qui renferme les 9 p. 10 de la crème, la moitié de la caséine et la moitié du sucre de lait, puisque le lait primitif a été dédoublé; d'un autre côté, on peut faire écouler un liquide plus dense, dans lequel il ne reste que 1 p. 10 de crème, la moitié de la caséine, la moitié du sucre de lait. Les impuretés, débris de fourrages, poils, poussières, fumier, et la majorité des bactéries, s'accolent aux parois du vase.

COMPOSITION. — Ce lait centrifugé a la composition suivante (1) :

Densité.............	1016
Acidité.............	3,5 à 3,6^{cm} 0/0 d'acide chlorhydrique à 1/4
Matière albuminoïde.	1,76
Beurre	3 à 3,5
Sucre	2,4

Si l'on ajoute 3 à 4 grammes (une cuillerée à

(1) *Die Fettmilch* (*Medizinisches Doctoren-Collegium*, 12 novembre 1894).

café) de sucre de lait purifié, on obtient un liquide très rapproché du lait de femme, comme on peut s'en rendre compte par le tableau suivant :

	Lait de femme.	Lait de vache.	Lait de vache centrifugé et sucré.
Caséine........	18,2	46	17,60
Beurre........	31,0	30	30 à 35
Sucre	62,30	40	60,00
Sels	2,40	6	3,00

Non seulement le centrifugage du lait de vache ramènerait la caséine à la même teneur que dans le lait de femme, mais cette caséine, par la simple modification physique du liquide primitif, présenterait la propriété de se coaguler en flocons très ténus et non plus en masse.

La stérilisation complète la préparation du lait.

Dans ces derniers temps, on a préparé en Amérique des laits centrifugés, dont la quantité de caséine varie à volonté. Selon l'indication et sur la prescription du médecin, le pharmacien combine les produits de concentration diverse fournis par le centrifugage, de façon à modifier et la teneur en beurre, et celle en caséine, etc. On n'a pas encore essayé la méthode chez nous.

EFFETS. — Un certain nombre d'essais ont été faits avec ce lait par M. Escherich, à la clinique de Gratz (1). Ils ont porté sur huit nourrissons, chez lesquels l'allaitement artificiel avec le lait centrifugé a donné des résultats satisfaisants.

(1) Escherich, *Die Bedeutung der Gärtner'schen Fettmilch für die Sauglingsernährung* (*Wiener kl. Rundschau*, 20 janvier 1895).

Malgré l'excellente théorie du procédé, il y a encore trop peu de faits publiés pour poser une conclusion ferme.

Plus récemment, M. Boissard a publié quelques résultats favorables (1).

Voici dans quelles conditions se présente à l'heure actuelle le lait centrifugé, d'après les faits publiés scientifiquement.

INDICATIONS. — On pourra utiliser le *lait centrifugé gras dans l'allaitement artificiel des nourrissons sains.*

Au contraire, chez les enfants atteints de *troubles gastro-intestinaux,* il faudra avoir recours à un *lait moins chargé de crème,* qu'on peut obtenir à volonté, avec le même appareil à mouvements centrifuges, par le changement du lieu de soutirage.

CONTRE-INDICATIONS. — La diarrhée contre-indique le lait centrifugé gras.

Il y aurait, d'après M. Escherich, une contre-indication à l'usage du lait centrifugé, du lait gras de Gärtner, ce serait dans le cas de troubles digestifs aigus avec diarrhée. Dans ces conditions pathologiques, on a montré la diminution considérable du pouvoir absorbant de l'intestin à l'égard de la graisse par suite de l'affaiblissement de la fonction pancréatique.

Laits médicamenteux. — Au lieu d'administrer un certain nombre de médicaments en nature, on pense obtenir une meilleure absorption en

____

(1) Boissard, *France médicale,* 1896.

les présentant intimement incorporés au lait.

On sait, en effet, que ce liquide élimine une certaine quantité de corps chimiques ingérés.

Dans cette élimination, on pense que ces corps se présentent sous forme de combinaisons organiques, plus facilement assimilables.

NATURE DES AGENTS MÉDICAMENTEUX. — On peut les multiplier selon le besoin ; ceux qu'on trouve dans le commerce sont surtout : le lait phosphaté, simple ou iodé, ces deux le plus employés ; on trouve encore, quoique moins courants, les laits : iodé, ferrugineux, arsenical, mercuriel, chloruré, nitré, etc.

MODE D'OBTENTION. — Pour obtenir ces laits médicamenteux, on mêle à la nourriture des animaux, vaches ou chèvres, les médicaments qu'on veut faire passer dans le lait, phosphates, iodures, sels de fer, etc. On pourrait aussi en mêler à leur boisson.

Pour le lait mercuriel, on a fait des frictions d'onguent napolitain à des chèvres dont on recueillait le lait.

Le lait phosphaté contiendrait jusqu'à 6 gr. de phosphate, au lieu de 3 à l'état normal.

MODE D'ADMINISTRATION. — On peut utiliser ces laits en nature, les mettre dans les boissons.

INDICATIONS. — Elles sont multiples, en rapport avec la substance incorporée.

Le lait phosphaté a été recommandé dans le *rachitisme*, la *tuberculose ;* le lait iodé conviendrait dans la *scrofule ;* le lait mercuriel, dans la *syphilis*, etc.

3° *Administration générale du lait dans l'allaitement.*

L'administration du lait est soumise à des règles générales, applicables aussi bien au lait maternel qu'au lait animal. La réglementation des intervalles à mettre entre chaque prise de lait, la quantité à faire prendre chaque fois, restent fixes.

Le mode de préhension du lait varie seulement selon les circonstances diverses.

Tétée. — Le mode le plus simple, le plus naturel, est la *tétée* au sein de la mère ou de la nourrice mercenaire. La tétée s'applique aussi à l'allaitement artificiel, lorsqu'on fait prendre le lait au pis même de l'animal, ânesse, chèvre, comme cela est recommandable.

Même lorsqu'on est dans des conditions à faire l'allaitement naturel, il se peut que, par suite de la débilité du jeune enfant ou d'une malformation, d'un bec-de-lièvre, par exemple, on ne puisse faire téter l'enfant directement au sein.

Gavage par la sonde ou par le nez. — Pour ne pas se priver inutilement du lait de femme dont on peut disposer, lorsque l'enfant n'a pas la force de téter, on lui fait prendre le lait de femme à l'aide de deux procédés particuliers, le *gavage par la sonde* ou *par le nez.*

Dans la première méthode, une sonde en gomme n° 20 Charrière est introduite par la bouche jusque dans l'œsophage. Le sein est pressé dans la sonde et le lait y coule (fig. 8).

Dans le gavage par le nez (procédé Henriette et R. Saint-Philippe), on introduit le lait par

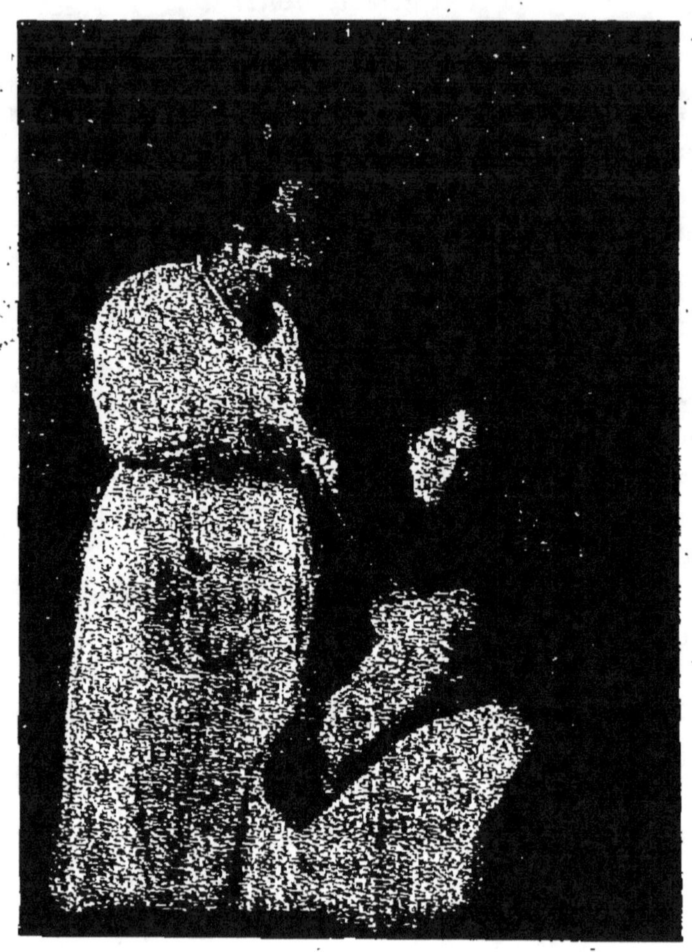

Fig. 8. — Gavage par la sonde œsophagienne.

une narine, comme le montre la figure 9, communiquée par l'Œuvre maternelle des couveuses d'enfants.

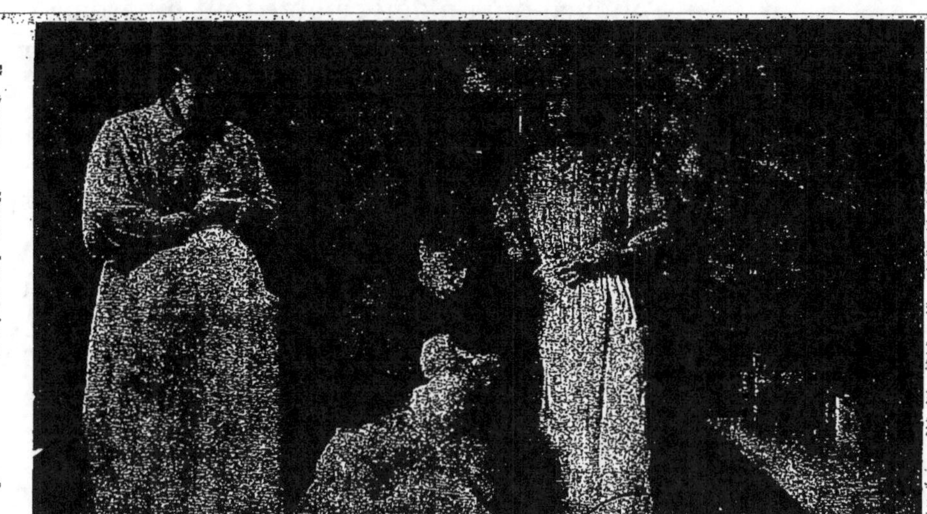

Fig. 9. — Gavage par le nez, à la cuillère.

Biberon. — Dans d'autres conditions, on donne le lait à l'aide d'un ustensile spécial, le *biberon*, ou au verre.

C'est seulement lorsque l'enfant ne peut être mis au sein et qu'on n'a pas de raison de recourir au gavage qu'on peut administrer le lait à l'aide de ce récipient.

On a commis bien des erreurs dans la fabrication de cet ustensile (1).

Aujourd'hui on doit rejeter tout biberon à tube, toute tétine compliquée, qui retient les impuretés de tous genres et les microbes.

Une bouteille quelconque de contenance suffisante, d'un tiers supérieure à la quantité de lait à donner par tétée, est le plus simple. Une tétine en caoutchouc sert à la succion.

Il faut condamner pour la pratique habituelle tous les appareils d'un nettoyage difficile. A peine ferai-je exception pour le *galactophore* de M. Budin, malgré l'ingéniosité de sa construction.

Tétine et biberon seront soigneusement lavés et immergés dans l'eau boriquée.

La bouteille sera avantageusement bouillie.

Intervalle des tétées. — Le temps qui doit s'écouler entre chaque prise de lait par l'enfant exige une rigoureuse réglementation. Il n'y a guère d'autre cause aux troubles gastro-intestinaux souvent sérieux que la non-observance de ces règles.

(I) Voyez Bouchut, *Hygiène de la première enfance*, 8ᵉ édition. Paris, 1885 et Rouvier, *Précis d'hygiène de la première enfance*. Paris. 1893.

Les tétées doivent être exactement réglées comme suit :

Pour le jour : Le 1er mois, toutes les 1 heure et 1/2.

Du 2e au 3e mois, toutes les 2 heures.

Du 3e au 6e mois, toutes les 2 heures et 1/2.

A partir du 6e mois toutes les 3 heures.

Après le 6e, toutes les 3 à 4 heures.

Ne jamais laisser l'enfant au sein plus d'un quart d'heure ; le retirer plutôt, s'il ne tette pas.

Jamais rien entre les tétées.

Pour la *nuit*, intervalle au moins double de celui adopté pour le jour.

Certains auteurs espacent même encore plus les tétées. Ainsi M. le Dr Steiner (de Vienne) les règle ainsi :

1re semaine......................	2 h. 1/2 à 3 h.
1er, 2e mois..................	3 heures.
3e au 5e mois.................	3 h. 1/2
6e au 12e mois..............	4 heures.

Même pratique de la part de M. le Dr Marfan. On voit donc que la tendance actuelle est de mettre un assez grand écart entre les tétées.

Coupages. — Avec le lait stérilisé, on peut d'assez bonne heure donner le lait pur, tel qu'il est dans les bouteilles mêmes. C'est la pratique de M. Budin, et M. Chavannes en a donné les résultats.

Toutefois un certain nombre d'auteurs (Variot, Marfan) recommandent le coupage pendant un certain temps. On peut adopter le suivant :

Le 1er mois, 3 parties d'eau et 1 partie de lait.

Du 2ᵉ au 3ᵉ mois, 2 parties d'eau et une partie de lait.

Vers le 4ᵉ mois, 1 partie d'eau et 1 partie de lait.

Vers le 5ᵉ mois, 1 partie d'eau et 2 parties de lait.

Ration. — La tétée se compose alors :

Pour le 1ᵉʳ mois, 60 grammes (environ 4 cuillerées à soupe).

Pour le 2ᵉ mois, 80 grammes (environ 5 à 6 cuillerées).

Pour le 3ᵉ mois, 100 grammes (environ 7 cuillerées).

Du 3ᵉ au 6ᵉ, 125 grammes (environ 9 cuillerées).

Du 6ᵉ au 12ᵉ, 200 grammes au plus (environ 14 cuillerées ou 1/5 de litre).

On doit à tout prix éviter la surcharge du jeune estomac.

Il faut surveiller et les intervalles des tétées et leur quantité.

On a plutôt tendance dans les familles à suralimenter intempestivement les enfants. Avec la meilleure intention du monde, on leur fait un grand mal. On ne doit jamais négliger d'interroger les parents sur le mode d'alimentation de leurs enfants pour redresser les erreurs commises.

Troubles gastro-intestaux, toujours graves chez l'enfant, souvent mortels, nervosisme, rachitisme, dermatoses, etc., voilà le bilan d'une alimentation mal dirigée.

Voici de plus, d'après les principaux auteurs, les tableaux indicateurs des rations, des coupages, etc., aux différentes époques de la première enfance :

Proportions des mélanges pour préparer la nourriture nécessaire (EGLI SAINCLAIR, Zurich).

AGE de L'ENFANT.	Le lait doit être mélangé à l'eau dans laquelle on a préalablement fait fondre le sucre de lait.			PORTION PRODUITE pour chaque bouteille environ
	Lait frais.	Eau fraiche.	Sucre de lait.	
	décilitres	décilitres	cuill. à thé	
1 semaine..	1	2	2	1/6 de bouteille
2 — ..	2	3	3	1/4 —
3 — ..	3	4	4	1/3 —
4 — ..	3 1/2	4 1/2	4	1/2 —
5 — ..	4	5	5	1/2 —
6 — ..	4 1/2	5 1/2	5	2/3 —
7 — ..	5	6	6	2/3 —
8 — ..	5 1/2	6	6	3/4 —
9 — ..	6	6	6	3/4 —
10 — ..	7	6	6	3/4 —
11 — ..	8	5	5	3/4 —
12 — ..	9	4	4	4/5 —
13 et 14 sem.	10	4	4	4/5 —
15 16 —	11	3	3	4/5 —
17 18 —	12	2	2	4/5 —
19 20 —	13	1	1	4/5 —
6 mois.....	14	0	0	4/5 —
7 — etc..	14	0	0	1 —

Voici les proportions de lait et d'eau que propose M. Th. Escherich (1) pour l'allaitement artificiel des nourrissons :

(1) *Beitrag zur Pathogenese der bacteriellen Magen- und Darmerkrankungen in Säuglingsalter. Zur Reform der künstlichen Säuglingsernahrung* (*Allg. med. Centralzeit.*, nos 81, 84, 85, 1889).

6.

AGE.	LAIT de vache.	EAU.	QUANTITÉ en 24 h.	QUANTITÉ par tétée.	CASÉINE.	BEURRE.	SUCRE.
1/2 semaine.	150	+ 250	400	50 × 8	5,25	5,75	6,75
1 —	200	+ 200	400	50 × 8	7,00	7,30	9,00
2 —	250	+ 250	500	62 × 8	8,75	9,15	11,25
3 —	300	+ 300	600	75 × 8	10,50	10,95	13.50
4 —	350	+ 350	700	88 × 8	12,25	12,67	15,75
5 et 6 sem.	400	+ 400	800	115 × 7	14,00	14,60	18,00
7 et 8 —	450	+ 450	900	128 × 7	17,75	16,32	19,75
9 et 10 —	500	+ 400	900	128 × 7	17,50	18,15	22,50
11 et 12 —	550	+ 450	1000	143 × 7	19,25	18,97	24,75
13 et 14 —	600	+ 400	1000	143 × 7	21,00	21,90	27,00
15 et 16 —	650	+ 350	1000	143 × 7	22,75	23,62	29,25
17 et 18 —	700	+ 300	1000	143 × 7	24,50	25,55	31,50
19 et 20 —	750	+ 250	1000	166 × 6	26,25	27,27	33,75
21 24 —	800	+ 200	1000	166 × 6	28,00	29,20	36,00
25 28 —	900	+ 100	1000	166 × 6	31,00	32,85	40,00
29 32 —	1000	+ 0	1000	166 × 6	35,00	36,50	45,00
33 36 —	1200	+ 0	1200	200 × 6	42,00	43,80	54,00

Ce tableau, emprunté à un auteur très écouté en Allemagne, a été calculé d'après la ration en albuminoïdes, graisses et substances hydrocarbonées nécessaires au nourrisson d'après son âge. Ces chiffres sont exacts, mais la mémoire peut manquer à les retenir.

Le tableau suivant dû à M. Marfan (1) est moins compliqué :

(1) A. Marfan, *De l'allaitement artificiel*, 1896, p. 126

AGE.	INTERVALLE DES TÉTÉES.		NOMBRE DES TÉTÉES EN 24 H.	COUPAGE.		QUANTITÉ de LAIT CORRIGÉ ou pur par tétée.	QUANTITÉ de LAIT CORRIGÉ ou pur en 24 h.	
						grammes.	Grammes.	
1er jour.........	(?)		3 ou 4	Lait de vache........	1	?	30	à 40
				Eau lactosée à 10 0/0..	1			
2e —	Toutes les 3 h.	0	6	Id.		15	60	120
3e —	Id.		7	Id.		40	280	350
4e —	Id.		7	Id.		55	350	420
5e au 30e jour...	Id.		7	Lait de vache........	2	65	420	525
		1 fois.		Eau lactosée à 10 0/0..	1			
2e mois.........	Id.		7	Id.		90	630	735
3e —	Id.		7	Id.		100	735	840
4e et 5e mois....	Id.		7			120	840	945
6e au 9e mois ..	Id.	Plus de tétée la nuit.	6	Lait pur lactosé à 2 0/0.	1	150	960	1050

II. — Régime du sevrage.

On appelle *sevrage* la suppression de l'allaitement au sein. Pour les enfants allaités artificiellement, il n'y aurait donc pas de sevrage proprement dit. Le sevrage doit plutôt être envisagé comme le moment où l'on passe du régime lacté exclusif au régime lacté mixte.

Dans le sevrage, à côté de la suppression des tétées, vient l'adjonction d'aliments autres que le lait.

Deux règles absolues :

Jamais de sevrage brusque.

Jamais de sevrage avant dix mois passés.

BASE DU RÉGIME. — Le développement du petit organisme exige une plus grande variété de matériaux que ceux apportés par le lait.

COMPOSITION. — *Boisson.* — Le lait reste encore l'aliment liquide par excellence, on ne peut guère y adjoindre que de l'eau.

OEufs.

Légumes : Ce sont les divers féculents sous forme de farine en bouillie.

Pour ces bouillies, on s'adressera aux principales farines (voir p. 42). On les choisit selon les indications du moment.

Il y a avantage à donner la préférence aux farines contenant une certaine quantité de sels minéraux et une proportion plus ou moins grande de graisse. La farine de maïs et celle d'avoine sont dans ce cas.

On a dans la farine de riz, dans celle de lentille de précieux auxiliaires.

Tableau de l'alimentation ¦des nourrissons.

AGE.	ALIMENTS.			
		En 24 heures.	Par prises.	Jour.	Nuit.
		grammes.	grammes.		
1er jour...............	Lait.	15 à 30	3 à 4		
2e —	Id.	150	15		
3e —	Id.	400 à 450	40	Toutes les 2 h.	Toutes les 4 h.
4e —	Id.	500 à 550	55	6 fois.	2 fois.
Jusqu'à 1 mois..........	Id.	600			
Après 1 mois jusqu'à 3..	Id.	650	60 à 65		
3 mois...............	Id.	7007	0	Toutes les 2 h 1/2	Toutes les 5 à 6 h.
4 —	Id.	700 à 750	100	Toutes les 2h.3/4	1 fois.
5 —	Id.	800 à 850			
6 mois...............	Id.	900	120	Toutes les 3 h.	Plus rien (*).
7 à 9 mois............	Id.	950	125	Id.	
8 mois...............	Id.		150	Id.	Id. (**)
10 à 12 mois...........	Id.				
12 mois...............	Id.	1 litre.			
24 —	Id.				(***).

(*) Un petit repas à base de lait en place de tétée partielle : Bouillie : Avoine torréfiée, maïs, arrow-root, manioc, etc., gruau, froment, orge, riz, biscotte, plus 1/2 jaune d'œuf.
(**) Deux petits repas : Même bouillie, plus racaout, bouillon.
(***) Deux petits repas : Même bouillie, plus viande.

Hubner (de Berlin) a essayé la farine de banane.

Quand l'enfant est un peu habitué aux féculents, on varie avec le tapioca, avec la semoule, le racahout, l'arrow-root, etc. Avec ces produits on peut donner du bouillon de poulet, de veau, puis de bœuf.

Mais on doit toujours procéder par petites quantités et progressivement.

Jamais rien, ni liquide, ni solide d'aucune sorte, *entre les repas.*

On ne se figure pas combien est pernicieuse pour les enfants cette habitude de leur donner, entre les heures de repas, des gâteaux, des croissants, des sucreries, etc.

Ces aliments, déjà peu hygiéniques, par eux-mêmes, viennent troubler le cours régulier de la digestion, maintenir l'estomac continuellement plein.

Il faut parfois faire remonter jusque-là un certain nombre de dilatations stomacales, qui se manifestent plus tard.

III. — Régime de la seconde enfance.

Base du régime. — Comme préceptes capitaux, on doit inscrire en tête de ce chapitre ces trois règles aphoristiques :

Pas de viande avant deux ans.

Pas de vin avant trois ans.

Jamais rien entre les repas.

Composition. — *Poisson* blanc (merlan, sole, cabillot, turbot).

Viande : Poulet, veau, puis mouton, vers

deux ans, mais en tout cas pas avant que l'enfant n'ait ses vingt dents complètement poussées.

Légumes secs surtout, pomme de terre en purée.

Fruits : Marmelade, compote.

MODE D'ADMINISTRATION. — Tous les aliments, poisson, viande, légumes, seront toujours très divisés, hachés ou en purée.

On ne doit pas compter sur la mastication de l'enfant. C'est une fonction à laquelle il n'est pas encore habitué, il faudra attirer son attention de ce côté et faire son éducation ici comme en toute chose. L'enfant a commencé par téter, il lui a fallu apprendre à boire, il devra aussi apprendre à mastiquer.

L'absence de mastication, comme l'administration d'aliments grossiers, représente un des facteurs fréquents de troubles gastro-intestinaux. On doit toujours y penser,

NOMBRE DES REPAS. — Un repas toutes les 3 ou 4 heures, 3 heures au moins d'intervalle pour les petits repas, 4 heures pour les grands.

En France, à Paris, on a l'habitude de diviser ainsi les repas :

Petit repas, le matin, vers 7 ou 8 heures.

Grand repas, à *midi*.

Petit repas, l'après-midi, vers 3 heures (goûter).

Grand repas, le soir, vers 7 heures.

A mesure que l'enfant grandit son régime se modifie.

Pour fixer les idées à ce sujet et se baser sur des chiffres, voici quelques types d'alimentation relatés d'après les auteurs :

II. GILLET. — Form. des régimes. — 7

Régime des enfants anglais après un an (EDW. ELLIS, trad. L. WAQUET).

REPAS.	RÉGIME LÉGER.	RÉGIME ORDINAIRE.	RÉGIME TRÈS FORTIFIANT (comprenant l'ordinaire plus les mets suivants au choix, suivant les cas).
De 8 à 9 h.	Pain bouilli dans un mélange d'eau, de lait, par parties égales. Gruau. Arrow-root. Riz au lait. Lait et eau de chaux (3/4, 1/4). Orge mondé au lait.	250 gr. de lait frais bien chaud versé sur une tranche de pain ou une tartine de pain et de beurre. On peut ajouter du sucre au lait. Pain et beurre avec thé léger, du café ou mieux du chocolat avec beaucoup de lait. Le chocolat est très nourrissant et plaît presque toujours aux enfants.	Un jaune d'œuf bien frais battu dans du thé avec une ou deux cuillerées à café de crème. Un œuf frais cuit à la coque. Crème au chocolat.
Dîner midi à 1 h.	Bouillie au pain de gruau. Pouddings légers, sagou, tapioca, semoule, pain, riz, fécule de tous les mois, farine et froment. *Poissons.* — Sole bouillie, mer'an. Poulet bouilli. *Bouillon* de veau léger. — de poulet.	Pain, pommes de terre écrasées et jus de viande. Thé de bœuf ou de veau. Bouillon de poulet et de mouton. Légers pouddings au riz, sagou, vermicelle, tapioca, froment. Des marmelades au riz ou une crème renversée sont des entremets sains qu'on peut servir de temps à autre pour changer. *Poissons.* — Turbot, soles, merlans, éperlans, carrelets, morue fraîche, mulets, toujours bouillis plutôt que frits. *Viande.* — Mouton rôti ou bouilli, côtelette de mouton ou d'agneau, bœuf rôti, poulet, pigeon ou dindon. *Légumes.* — Pommes de terre bouillies, choux-fleurs, brocolis, épinards, navets, panais, carottes, haricots verts, asperges, chou marin, laitue, riz bouilli. *Fruits.* — Les fruits sont plus sains lorsqu'ils sont cuits au four ou à l'étouffée. Les fruits très mûrs sont également sains en petite quantité. *Boisson.* — L'eau, l'eau panée, et quelquefois de l'eau et du lait.	Soupes légères avec du bœuf maigre, du veau ou du mouton et transformées en potages au sagou, au vermicelle, macaroni, riz, orge mondé, ou autres légumes sains, sans trop d'assaisonnements. Gelées avec des pieds de veau ou de la mousse d'Islande ou d'Irlande. Extrait de viande Liebig. Soupe de tortue. Le bouillon de tortue est très digestif et nutritif à un haut degré. Viande crue préparée en grattant du bœuf ou du mouton maigre, en le pilant au mortier jusqu'à le transformer en une véritable gelée, on le passe ensuite au tamis et on le donne par cuillerées à café de temps à autre. C'est un aliment très utile dans la diarrhée prolongée et dans les affections occasionnant une profonde anémie. La quantité peut être augmentée s'il y a tolérance. Les selles contractent alors une odeur forte. Huîtres, ris de veau. Mauviettes, faisan, bécassine. *Stimulants ordinaires.* — Vin du Rhin ou de Bordeaux, Ale, Porter. *Stimulants extraordinaires.* — Porto, Cognac, Champagne.
Thé (Goûter à 4 h).	Comme le déjeuner.	Comme le déjeuner. Si le thé a été pris au déjeuner, on donnera du chocolat à 4 heures ou réciproquement.	Comme au déjeuner. *Gélatine.* — Colle de poisson ou graisse de bœuf attachée dans un sac de mousseline et bouillie avec du lait qu'on sucre ensuite.
Souper à 6 h.	Bouillie de gruau. Lait additionné d'eau. Arrow-root.	Poudding au riz, au gruau, farine de froment, arrow-root, blanc-manger, etc., avec un morceau de pain et une tasse de lait.	Légers pouddings. Thé de bœuf. Un peu de gelée ou de blanc-manger avec du pain et une tasse de lait.

Voici le régime des enfants de quatre ans, d'après Uffelmann :

Lait....................	540	grammes.
Pain blanc.............	180	—
Beurre.................	25	—
Pommes de terre........	125	—
Viande.................	80	—
Café au lait	200	—
	1150	grammes.

Les 200 grammes de café au lait peuvent être retranchés, comme le pensent M. Bergeron et d'Heilly (1), non en tant que café au lait, mais en tant que liquide.

Du reste, on doit toujours être assez réservé sur l'application en France des régimes d'autres pays. Il y a des habitudes séculaires d'alimentation dont il faut tenir compte, par suite de l'adaptation héréditaire de notre organisme.

Les 125 grammes de pommes de terre pourront être remplacés par une quantité équivalente de légumes farineux ou bien pour une partie reportés sur la ration de pain. Il ne faut pas oublier qu'en Allemagne ainsi qu'en Angleterre, on fait une consommation minime de pain par rapport à ce que nous en mangeons en France, et que les pommes de terre cuites à l'étuvée remplacent en grande partie le pain.

(1) Bergeron et d'Heilly, *Encyclopédie d'hygiène.*

Rations dans la seconde enfance (BERGERON et d'HEILLY).

De 7 a 11 ans.
- Boissons.
  - 1° Vin...... 0^{lit},10
  - ou Cidre. 0 ,20
  - ou Bière. 0 ,30
  - 2° Eau.
- Substances azotées ...... 120 gr.
- — hydrocarbonées. 600 gr.

De 11 a 16 ans.
- Boissons.
  - 1° Vin...... 0^{lit},12
  - ou Cidre. 0 ,24
  - ou Bière. 0 ,36
  - 2° Eau.
- Substances azotées....... 160 gr.
- — hydrocarbonées. 800 gr.

Après 16 ans.
- Boissons..
  - 1° Vin.
  - ou Cidre.
  - ou Bière.
  - 2° Eau.
- Substances azotées....... 200 gr. (*)
- — hydrocarbonées. 1000 gr.

IV. — Régime de la croissance, de la puberté.

BASE. — Aux périodes de croissance comme à la puberté, le régime a besoin de fortifiants pour être à la hauteur des besoins organiques.

COMPOSITION. — On insistera sur les aliments suivants : jaune d'œuf, lait, fromage, pain, haricots, pois, lentilles en purée, légumes verts, viandes, poissons.

MODE D'ADMINISTRATION, RATION. — On donnera un supplément de ration, proportionnel aux besoins du jeune sujet.

(*) 300 gr. dans le régime des Anglais.

ARTICLE II. — RÉGIME DE L'ADULTE.

La ration.

Ration normale. — D'après les estimations de Voit et Pettenkofer, vérifiées par les physiologistes, la ration alimentaire journalière d'un homme adulte en bonne santé d'un poids moyen de 70 à 75 kilogrammes, travaillant dans les conditions habituelles, c'est-à-dire environ huit à dix heures par jour, doit comprendre ces quantités respectives des différents groupes d'aliments suivants :

1º Albuminoïdes... .... 118 grammes.
2º Graisses................. 56   —
3º Hydrates de carbone..... 500   —

Pour le même individu au repos, on peut se contenter de la ration suivante :

1º Albuminoïdes....... 85 à 100 grammes.
2º Graisses........... 30 à 45   —
3º Hydrates de carbone. 300 à 373   —

Certains auteurs, Munk et Uffelmann, exigent pour l'adulte au repos une ration presque égale à celle de l'homme soumis à un travail modéré :

Albuminoïdes.............. 100 grammes.
Graisses................. 56   —
Hydrates de carbone. 400 à 500   —

Cette ration physiologique peut en moyenne se traduire par les nombres suivants par rapport aux aliments consommés, la déduction des déchets étant faite :

1º Substances azotées.   120 à 150 gr. représentées par 200 à 300 gr. de viande ou substances albuminoïdes analogues.

2º Graisses..........   80 à 120 gr. en nature ou mêlées avec les autres.

3º Hydrocarbones....   250 à 300 gr. représentés par 500 gr. { Sucre. / Féculents.

4º Sels..............   50 gr.

Les albuminoïdes représentent environ 1 pour 5 des autres catégories de substances alimentaires.

Pour l'adulte au repos, la ration minima comprend :

Az : 18 à 20 gr. fournis par.. { 1852 gr. de pain. / ou 659 gr. de viande.

C : 310 gr.   —   1035 gr. de pain.

Pour l'adulte fournissant un travail pénible, la ration minima comprend :

Az : 30 gr.
C : 500 gr.

La ration doit augmenter avec la somme de travail fourni par l'individu.

Comme on peut évaluer le travail mécanique fourni par une machine à vapeur, au moyen du charbon brûlé et de la chaleur produite, on peut évaluer de même le travail mécanique des muscles en kilogrammètres et traduire en calories. Pour transformer les calories en kilogrammètres, on les multiplie par 425, et pour transformer les kilogrammètres en calories, on divise ceux-ci par 425. C'est un calcul facile. Le nombre de calories fournies par la combustion totale de l'unité de poids des diverses substances qui entrent dans notre alimentation est connu théoriquement.

Des tables ont été dressées par Boas, d'après Ch. Jurgensen et Kœnig. Elles indiquent le nombre de calories produites par les différents aliments usuels.

Voici ces tables, rapportées à 100 grammes de produits :

			Calories.
LAIT	Naturel		67,5
	Écrémé		39,61
	Crème		214,70
	Petit-lait		41,76
	Beurre		814,00
OEUFS	1 œuf à la coque		80,6
	Omelette au jambon		244,6
	OEufs brouillés		187,6
	Omelette soufflée		236,5
PAIN et PATISSERIES	Pain grillé		258,8
	Biscuit		357,9
	Biscuit anglais		419,9
	Gâteau (cake)		374,0
VIANDES	Crue		118,95
	Bœuf rôti		213,8
	Veau	Côtelettes cuites	230,0
		Cervelle	140,0
		Ris	90,3
	Poulet		106,4
	Pigeon		99,7
POISSONS	Carpe (pesée crue)		93,00
	Brochet		71,25
	Barbue		100,6
	Truite		106,4
	Saumon		133,33
	Huîtres		20,5
	Morue		61,5
	Sole		95,2
	Perche		76,1

		Calories.
Légumes verts, céréales.	Épinards	165,65 (*)
	Carottes...................	41,0
	Haricots..................	193,0
	Petits pois................	318,0 (*)
	Haricots verts	41,0
	Asperges..................	18,0
Féculents et farineux.	Riz au lait.............. .	176,1
	Pommes de terre en purée.	127,4
	Semoule en gâteau....... .	288,5
	Nouilles, macaroni........	352,6

La ration d'un homme adulte, au repos absolu, du poids moyen de 65 kilogrammes, produit de 2000 à 2600 calories environ ; pour un travail extérieur, les chiffres des calories, d'après Hervé-Mangon, doivent être les suivants :

Travail faible, 4200 calories ;

Travail ordinaire, 4800 calories ;

Travail très considérable, 6000 calories.

Pour calculer la ration, on se base sur ce fait qu'un gramme d'albumine produit 4,100 à 4,700 calories ; 1 gramme de graisse, 9,3 à 9,686 calories ; 1 gramme d'hydrate de carbone, 3,938 à 4,1 calories.

Comme les 9/10 de l'azote des matières albuminoïdes s'éliminent à l'état d'urée et non à l'état d'azote, on doit, de la chaleur de combustion des matières albuminoïdes, soustraire celle de ces produits azotés.

C'est à l'aide de cette méthode que le même

(*) Chiffre vraisemblablement trop fort, d'après M. Alb. Mathieu.

auteur a pu traduire en chiffres, la quantité d'un aliment donnée nécessaire pour dégager un nombre de calories donné.

DÉSIGNATION DES SUBSTANCES.	POIDS NÉCESSAIRES POUR DÉGAGER DANS L'ORGANISME LES NOMBRES SUIVANTS DE CALORIES			
ALIMENTS.	Ration d'entretien 2600 cal.	Travail faible 4200 cal.	Travail ordinaire 4800 cal.	Travail considérable 6000 cal.
	kil.	kil.	kil.	kil.
Pain (mie)........	1,201	1,692	2,236	2,795
— (croûte)....	0,606	0,979	1,119	1,393
— (1/4 croûte).	0,692	1,119	1,278	1,598
Riz	0,703	1,134	1,296	1,625
Pommes de terre.	2,613	4,221	4,824	6,030
Pois secs........	0,668	1,128	1,289	1,612
Maigre de bœuf.	1,827	2,951	3,373	4,216
Œufs.	1,135	1,834	2,098	2,621
Graisse	0,286	0,463	0,529	0,661
Fromage sec....	0,596	0,964	1,101	1,377
Beurre.,........	0,357	0,578	0,660	0,825
Sucre...........	0,776	1,254	1,443	1,792

Ration minérale. — A côté de la ration, dont se sont beaucoup occupés les physiologistes, et qu'on peut appeler *ration organique*, il faut envisager une autre ration, souvent négligée dans les calculs et cependant d'une grande importance, c'est ce qu'on peut nommer la *ration minérale*.

L'homme comme l'animal ne pourrait supporter longtemps la ration organique exclusive, même riche.

Heureusement que dans la nature les substances organiques utilisées pour notre alimentation sont toujours intimement mêlées à des corps minéraux.

Nos besoins en sels minéraux sont multiples. Le sang en contient de différentes sortes : *chlorure de sodium*, chlorure de potassium, chlorhydrate d'ammoniaque, sulfate de potasse, sulfate de soude, carbonate de soude, carbonate de potasse, carbonate de chaux, carbonate de magnésie, phosphate de soude, phosphate de potasse, phosphate de magnésie, *phosphate de chaux*, etc., pour les seuls sels minéraux à acides minéraux.

On doit compter 30 à 50 grammes de sels en nature comme ration journalière.

De tous ces sels, les plus importants, d'abord le chlorure de sodium, puis le phosphate de chaux, sont absolument indispensables.

A propos du chlorure de sodium, dont nous ne saurions guère nous passer, avec nos habitudes actuelles, le débat se rouvre de temps en temps pour savoir si son emploi est bien pour l'homme, comme pour les animaux en général, d'une nécessité absolue. Sa présence comme partie constituante des humeurs et des tissus indique suffisamment son rôle dans l'organisme.

Quelques auteurs ont soutenu que le chlorure de sodium ajouté aux aliments ne serait pas indispensable à l'organisme, mais jouerait simplement un rôle gustatif. Récemment M. Lapique (1) a recherché par des considérations ethno-

(1) Lapique, *Soc. de biol.*, 23 mai 1896.

7.

logiques si le sel marin est un besoin pour l'organisme, ainsi que le soutient Bunge, et il a montré qu'au Soudan, les indigènes n'ajoutent point à leur alimentation du chlorure de sodium qui leur manque, mais un sel obtenu par calcination de certains végétaux, sel qui ne contiendrait pas de soude, ainsi qu'il est facile de s'en assurer par la combustion à la flamme, mais seulement des sels de potassium.

Ces conclusions ne sont peut-être pas aussi nettes qu'il le semblerait. On peut admettre qu'à défaut de sels de sodium, on puisse les suppléer par des sels du potassium. A cela, il n'y a que l'inconvénient de la toxicité plus forte du potassium. En second lieu, on peut faire observer qu'il n'est, sinon très flatteur, du moins pas très scientifique d'assimiler l'Européen vivant en Europe, au Soudanais vivant au Soudan. Il y a là des conditions de race, d'atavisme, de milieu, qu'on ne peut négliger pour asseoir son opinion. Il y a au contraire là la preuve même de l'outrance du besoin de sels minéraux, et plutôt que de s'en priver nos frères nègres aiment mieux consommer des sels de potassium que rien du tout. Ce n'est pas choix pour eux, mais nécessité.

Le phosphate de chaux se trouve dans la viande et dans les légumes avec des carbonates et des sels de soude et de potasse en quantité suffisante, sans nécessité d'adjonction.

Le chlorure de sodium doit être ajouté en nature, non seulement dans un but d'assaisonnement, mais comme utilité.

Voici, d'après M. le professeur G. Pouchet (1), la ration des sels de chaux :

Un adolescent en croissance doit fixer $0^{gr},513$ de chaux ; sa ration ordinaire d'aliments n'en contient que $0^{gr},470$, il devra en trouver $0^{gr},075$, que l'eau pourra lui fournir.

Un adulte a besoin d'une ration de $0^{gr},894$ de chaux, puisqu'il les excrète dans les vingt-quatre heures.

D'après le calcul de M. le professeur G. Pouchet, un montagnard peut manger en moyenne la ration suivante, qui fournit au delà du nécessaire en sels de chaux :

Pain de seigle......	300 gr. = 0,180	de chaux.
Pommes de terre...	1200 gr. = 0,216	—
Lait...............	450 gr. = 0,395	—
Légumes frais......	200 gr. = 0,120	—
Viande maigre	100 gr. = 0,16	—
Total de la chaux.....	0,927	

Pour les sels minéraux dont l'organisme n'exige que de petites quantités, sels de magnésie, de potasse, de soude, de fer, il est utile de varier les mets afin de nous les procurer. S'ils nous manquent dans certaines substances, nous les rencontrons dans d'autres et nos besoins sont ainsi satisfaits.

Les viandes, par le sang qu'elles retiennent, la chair musculaire elle-même par son hémoglobine propre, la chlorophile des végétaux, nous

(1) G. Pouchet, *Encyclopédie d'hygiène et de médecine publique*, p. 424.

apportent leur tribut en fer facilement assimilable. C'est la principale source où nous puisons.

Ration d'eau. — Il ne suffit pas d'assurer notre ration en sels minéraux, nous devons aussi pourvoir à notre *ration d'eau.*

Le sang en renferme de 779 à 791 p. 1000, nos tissus dans de fortes proportions, et cette eau en fait partie intégrante.

Pour nous fournir d'eau, nous ne pouvons nous contenter de celle que contiennent les aliments solides, nous devons en emprunter aux boissons.

La quantité de boisson est variable pour une foule de circonstances.

Avec 540 grammes de vin par jour Cornaro vécut cent ans, il ne consommait pas plus de 350 à 370 grammes de nourriture solide (1).

Dans le régime sec, on ne dépasse guère 750 à 800 grammes de liquide en boisson. C'est peut-être peu.

Il y a une juste mesure à garder dans l'alimentation de l'eau de boisson, puisque nous rendons de 1200 à 1500 centimètres cubes d'urine chaque jour. Il faut encore de l'eau pour les autres sécrétions, sueurs, suc digestif, bile, eau de la vapeur d'eau de la respiration.

C'est environ une ration de 2 litres d'eau pour les vingt-quatre heures. Il est vrai qu'on doit compter l'eau qui imprègne les aliments divers.

L'eau a une autre fonction, la lixiviation de l'organisme. Prise froide, elle passe rapidement

(1) Cornaro, *de la Sobriété, conseils pour vivre long-temps,* trad. Ch. Meaux St-Marc, Paris, 1891.

dans l'urine, d'après M. le professeur Bouchard ; chaude, elle séjourne et circule plus longtemps et dissout les substances toxiques plus abondamment. Ce dernier point de vue trouve son application pratique dans le traitement des maladies infectieuses.

Article III. — Régime des vieillards.

Base. — Le vieillard n'a besoin que d'une ration d'entretien. A un âge avancé, l'homme doit peu manger et se dérober aux repas copieux.

De plus, quelle que soit la verdeur d'un vieillard, il n'en est pas moins touché par l'artério-sclérose, cette rouille de la vie. Les organes dépurateurs ne fonctionnent pas avec toute leur énergie première. Le régime du vieillard doit tenir compte de cette seconde donnée dans le choix des aliments à recommander et dans ceux à défendre.

Composition. — Mais il ne faut pas oublier que le vieillard à besoin d'être tonifié.

Boissons : Vin généreux, vieux.

Viandes : Rouges, assaisonnées.

Le reste comme pour l'adulte.

Mode d'administration, ration. — La ration est celle d'entretien. Les repas seront espacés, peu copieux : celui du soir, très modeste.

Article IV. — Les jeuneurs.

L'équilibre du budget organique dont nous avons parlé au commencement de ce chapitre (1)

(1) Voy. p. 112 et suivantes.

reste vrai même pour ces cas de bizarreries dont se repaît la curiosité mondaine. Les jeûneurs célèbres, stylistes, suspendus ou autres, n'échappent que d'une façon toute relative à la nécessité d'un apport alimentaire.

Réserves naturelles. — Chez ces sujets exceptionnels et entraînés à ce match d'un nouveau genre, le fonctionnement organique se réduit au minimum nécessaire, de sorte que la perte journalière se chiffre par des nombres très réduits. Dans ces conditions, les exigences de l'organisme diminuent dans des proportions considérables. Le sujet en expérience trouve en lui-même une réserve naturelle, principalement dans le tissu adipeux sous-cutané et interstitiel, qu'il utilise petit à petit, d'où la perte de poids graduelle.

Prolongé au delà de l'épuisement de cette provision alimentaire naturelle, le jeûne ne pourrait se continuer sans risque pour la vie.

La limite possible de cette abstention de nourriture semble pouvoir être portée même assez loin. Nos jeûneurs modernes, encore que contrôlés insuffisamment et observés peut-être sans toute la rigueur scientifique désirable, n'ont guère atteint dans leurs expériences, que la durée maxima d'un mois, d'un jeûne alimentaire restreint aux seules substances solides, l'usage de boissons aqueuses persistant.

Des récits authentiques et dignes de foi nous rapportent des observations bien plus extraordinaires. Dans l'Inde certains prêtres fanatiques ou fakirs se font enterrer vivants et restent ainsi un

très long temps en état de mort apparente. Ce
n'est pas sans un long entraînement qu'ils arri-
vent à cet état de fascination. Certains ont pu
demeurer ainsi plusieurs mois et jusqu'à une
année. Au bout de ce temps, il est possible de
les rappeler à la vie. Pendant tout le temps de
leur ensevelissement volontaire, ils ont fait abstinence de toute nourriture solide et liquide.

On ne peut expliquer ces faits que par la presque annihilation des échanges organiques.

**Réduction de l'usure organique dans le som-
meil.** — Déjà dans le sommeil naturel, on constate la réduction de l'usure organique.

Voici à ce sujet ce que disait à son cours M. le
professeur Brouardel :

« Il est possible qu'une femme hystérique
n'urine pas plus d'un verre à bordeaux de liquide
dans les vingt-quatre heures et ne rende que
quelques fragments très petits de matière fécale.

« La quantité d'acide carbonique, éliminée par
l'une des femmes examinées par M. le Dr Empe-
reur, était à peine le cinquième de ce que l'un de
nous peut donner, et la quantité de vapeur d'eau
était dans les mêmes proportions.

« Ces femmes semblent se rapprocher des animaux hibernants. Si l'on compare cet état aux
phénomènes de *somniation* des individus qui dor-
ment quatre ou cinq mois de suite et aux actes vi-
taux de quelques aliénés, on soupçonne là des réactions chimiques sur lesquelles nous ne sommes pas
encore édifiés et qu'il faut probablement attribuer
à des alcaloïdes qui se trouvent dans les humeurs.

« Ces phénomènes de vie latente sont très communs chez les grandes hystériques. »

Comme l'ont montré les physiologistes, comme je l'ai vérifié moi-même (1), nous fabriquons moins d'urée pendant le sommeil. Tandis que pendant la veille d'une façon générale pour un homme de vingt-deux ans, dans des conditions moyennes de travail mécanique et intellectuel, j'ai trouvé, dans les expériences précitées, 1^{gr},25 d'urée excrétée pour chaque heure de jour, je ne pouvais compter que 0^{gr},94 environ pour chaque heure de nuit.

Dans le sommeil provoqué, dans la léthargie, cette réduction augmente d'autant plus que l'état particulier du sujet se prolonge plus, jusqu'à arriver presque à zéro. Le sujet vit alors d'une vie latente.

A côté de cette baisse du chiffre de l'urée, qui donne la cote des échanges organiques, on note dans l'urine de la nuit une diminution plus ou moins grande du coefficient urotoxique. Ce coefficient urotoxique, dont nous devons la connaissance et l'introduction en pathologie à M. le professeur Ch. Bouchard, varie comme l'urée selon le degré des échanges organiques. Dans les conditions normales, lorsque la toxicité urinaire diminue, l'accumulation des toxines, leucomaïnes ou autres baisse dans le sang. Plus les toxines diminuent, moins les organes réducteurs et les émonctoires,

____

(1) H. Gillet, *L'urée en pathologie* (*Annales de la Policlinique de Paris*, 1894).

foie, reins, en particulier, ont besoin de fonctionner.

On peut comprendre qu'ainsi de degré en degré par une espèce de cercle vicieux, par l'accoutumance, moins l'urine est toxique moins le parenchyme hépatique ou le rénal ont besoin d'entrer en action, moins ces glandes fonctionnent, moins l'urine se charge de substances excrémentitielles nuisibles, le système nerveux et le système musculaire étant réduits au quasi silence. A fonction moindre, élimination moindre; à élimination moindre, fonction moindre. Tout sommeille dans l'organisme.

Voilà comment on peut expliquer ces curiosités scientifiques, dont la pratique n'a peut-être que faire. Toutefois on peut remarquer qu'il n'en est pas autrement dans certaines affections, l'anorexie hystérique résoud le problème de l'abstinence par les mêmes moyens. Il n'y a qu'une affaire de degré. L'hystérique anorexique ou léthargique n'est qu'un fakir en miniature.

Il est à remarquer que chez ces sujets jeûneurs volontaires, leur état névropathique et leur tare psychique manifeste mis à part, les hystériques anorexiques ou léthargiques, les fakirs de l'Inde, la perte de poids, indéniable, parfois même considérable, semble infime comparée à ce qu'elle devrait être si les modifications de la vitalité n'avaient été si profondes.

C'est la vie réduite à son minimum. Les phénomènes intimes qui se passent dans l'organisme des jeûneurs ont donné lieu à des travaux scientifiques importants.

Nous allons résumer l'état actuel de nos connaissances sur ce sujet intéressant.

A côté de l'intérêt scientifique, il s'y joint presque un intérêt d'actualité qui n'enlève rien à la valeur des travaux récents, mais bien au contraire en double la portée.

Nous y trouvons des renseignements très utiles sur les phénomènes internes de la nutrition.

Animaux hibernants. — Les problèmes de nutrition que soulève la question des jeûneurs s'éclairent par les faits analogues observés chez les animaux hibernants.

Commencée déjà en 1849 par Regnault et Reiset, reprise par M. le professeur Chauveau (1), l'étude de ces phénomènes jette un jour important sur le mécanisme intime de la nutrition.

Chez les hibernants, comme chez les jeûneurs et les inanitiés, il faut pour que la vie se maintienne, toute réduite qu'elle paraisse, que les hydrates de carbone, représentés par la glycose, persistent dans l'organisme, dans les organes qui en contiennent habituellement, muscles, foie, sang.

Pour qu'il puisse y avoir vie, il faut la permanence des hydrates de carbone, la mort résulte de leur disparition.

Chez les sujets qui ne consomment aucune nourriture, le taux nécessaire d'hydrates de car-

(1) Chauveau, *La vie et l'énergie de l'animal*, 1894, et communication à l'Académie des sciences, 18 mai 1896.

bone se maintient grâce à la transformation des autres substances, albuminoïdes ou graisses.

De sorte que si le sujet ne prend pas de nourriture extérieure, il en emprunte à ses propres tissus.

La persistance de la respiration permet la transformation des albuminoïdes et des graisses en hydrates de carbone, grâce à une certaine quantité d'oxygène emmagasiné. Il sort moins d'oxygène sous forme d'acide carbonique qu'il n'en entre, et quelque faible que puisse être cette quantité d'oxygène, par suite de l'activité infime de la respiration, elle ne se chiffrerait pas moins par $5^{gr},914$ (Regnault et Reiset) par jour chez une marmotte. Cet oxygène porté à l'actif de l'organisme aboutit même parfois à un résultat paradoxal. C'est ainsi que Regnault et Reiset ont trouvé, chez la marmotte endormie, dans cette condition spéciale que crée l'hivernation annuelle, une augmentation de poids.

Les recherches nouvelles de M. le professeur A. Chauveau nous permettent d'entrer dans le mécanisme de la rétention de l'oxygène inhalé. C'est à ce corps qu'est due la transformation des albuminoïdes et plus spécialement des graisses en hydrates de carbone. Cette mutation d'une groupe chimique en un autre acquiert une telle intensité chez les animaux hibernants, qu'ils peuvent utiliser jusqu'à 100 p. 100 de leurs graisses de réserve, au lieu des 96 à 97 p. 100 possibles en toute autre circonstance.

Voici la formule théorique adoptée par M. A.

Chauveau pour chiffrer cette oxydation rudimentaire des corps gras, pour leur changement en hydrates de carbone :

$$2C^{57}H^{110}O^6 + 67O^2 = 16C^6H^{12}O^6 + 18CO^2 + 14H^2O$$
Stéarine.　　　　　　　　　Glycose.

Au point de vue plus pratique des régimes alimentaires qui nous occupe, cette utilisation des graisses à la fabrication des hydrates de carbone, deux déductions se dégagent : 1° la nécessité qu'a l'organisme des hydrates de carbone pour son fonctionnement, 2° la possibilité de remplacer, dans une certaine mesure, les hydrates de carbone par des albuminoïdes et surtout par des graisses.

On a pu calculer, en les chiffrant par le nombre de calories dégagées par les transformations successives de chaque aliment avant son élimination normale, la valeur du potentiel de la plupart des substances. On peut ainsi trouver les quantités d'aliments divers qui s'équivalent en *quantités isodynamiques*.

Ces chiffres, trouvés *in vitro* à l'aide de la bombe calorimétrique de M. Berthelot, ont été vérifiés expérimentalement *in vivo* par M. Ruhner.

Les animaux enfermés dans un calorimètre, il note la chaleur dégagée, lorsqu'on nourrit ces animaux avec des quantités données d'aliments connus.

Voici ces équivalences, empruntées au Professeur Engel (1) :

(1) Engel, *Chimie biologique*. Paris. 1897.

	Potentiel alimentaire de 1 gr. de substance sèche.	Quantités isodyna- miques rapportées à 100 gr. de graisse.
Graisses	9.300 calories.	100 grammes.
Hydrates de carbone	4.100 —	223 —
Matières albuminoïdes	4.600 —	202 —

Cette vicariance entre les diverses classes d'aliments explique la possibilité d'entretenir la vie avec toutes ses fonctions à l'aide de régimes plus ou moins exclusifs. Reste à savoir s'il y a utilité à forcer l'organisme à une sorte de gymnastique chimique, dont les différentes évolutions nous échappent, dont le départ et l'arrivée seuls nous parviennent, mais qui vraisemblablement doivent constituer pour les organes dévolus à ces mutations de matière un surcroît de travail, une fatigue peut-être à la longue nuisible. C'est donc une ressource dont l'organisme peut user, mais dont il ne doit pas abuser.

Quoi qu'il en soit, on comprend comment l'accoutumance ancestrale ou atavisme, l'habitude, peut permettre à tel ou tel sujet, à telle ou telle race, de se nourrir d'une façon qui ne correspond pas exactement à nos théories scientifiques, basées sur l'observation de sujets européens.

En matière d'alimentation, il faudra donc être assez sobre de conclusions de l'animal à l'homme et de l'homme d'un pays à celui d'un autre.

CHAPITRE II

RÉGIMES SELON LES DIVERSES CONDITIONS

La ration calculée n'est qu'une moyenne générale. Si théoriquement cette ration nous fixe la quantité respective des aliments nécessaires au bon fonctionnement de notre organisme, il ne s'ensuit pas qu'elle doive chaque jour être prise à la lettre. On comprend que les conditions multiples de l'existence entraînent avec elles des modifications importantes dans le besoin journalier d'aliments.

On comprend aussi que cette moyenne, par cela même qu'elle est une moyenne, ne donne qu'une indication moyenne, non applicable aux cas extrêmes.

On doit faire entrer en ligne de compte, pour fléchir cette mesure, le poids, la taille, le travail effectué et même le genre de ce travail.

En outre, le sujet qui se trouve dans les conditions auxquelles s'appliquerait le mieux le calcul scientifiquement établi, ne consomme pas chaque jour la ration normale exactement. Il prend un jour plus, un jour moins, il varie les rapports entre les éléments azotés et les hydrocarbonés : le principal est que la balance s'établisse pendant une certaine période et que cette balance représente la ration calculée comme normalement nécessaire.

C'est là le sens pratique que doit avoir, pour le médecin et l'hygiéniste, la fixation de la ration normale. Autrement il faudrait transformer nos cuisines en laboratoires de chimie et nos cuisiniers en physiologistes.

Il en est de même, dans cette question de ration, que dans la question de l'augmentation de poids chez les jeunes enfants.

Les enfants les plus normaux prennent chaque jour un surcroît de poids variable, mais à la fin de la semaine le chiffre obtenu correspond à la moyenne physiologique.

C'est du reste de cette façon que nous devons toujours envisager les moyennes scientifiques, non pas absolument, mais relativement. C'est une loi, dont il faut prendre l'esprit, mais non la lettre.

ARTICLE I. — RÉGIME DU CITADIN.

BASE DU RÉGIME. — L'homme de ville, par suite de son genre de vie physique et intellectuelle, a besoin d'un régime mixte, mais où les matières albuminoïdes dominent un peu. La mise en œuvre de son cerveau exige des substances de remplacement appropriées.

D'une façon générale, nos habitudes gastronomiques nous font plutôt pécher par excès.

COMPOSITION, RATION. — C'est celle d'un régime ordinaire varié, et comme ration celle qui a été donnée plus haut (p. 112), comme ration physiologique moyenne, avec viande et vin.

Mais le citadin, selon sa condition sociale, doit

avoir un régime particulier, selon qu'il exerce une profession sédentaire ou une profession active.

Consommation d'un Parisien. — Il peut être intéressant de se rendre compte, à l'aide des données fournies par les documents officiels de la ville de Paris, de ce que représente en moyenne la consommation d'un Parisien.

D'après le rapport annuel sur les services municipaux de l'approvisionnement de Paris, publié pour l'année 1895 par la Préfecture de la Seine, voici la consommation moyenne annuelle d'un habitant de Paris :

Pain...............	146 kilos.
Viande.............	70ᵏ838.
Vin	204 litres.
Œufs..............	201.
Poissons	11ᵏ086.
Volaille, gibier.....	11ᵏ495.
Beurre.............	8ᵏ375.
Fromage sec.......	2ᵏ756.
Sel...............	7ᵏ267.

Les légumes frais et secs, n'étant pas soumis aux droits d'octroi, ne peuvent être compris dans cette énumération et sont par conséquent à compter en plus.

Si l'on prend la consommation journalière par habitant, nous trouvons les chiffres suivants :

Pain.............	400 grammes.
Viande..........	193 gr. 9.
Vin.............	0 l. 56.
Poisson.........	30 gr. 3.
Volaille.........	31 gr. 5.
Œuf.............	1/2.

Beurre........... 23 gr.
Fromage sec..... 7 gr. 6.
Sel.............. 19 gr. 9.

Ces derniers chiffres semblent un peu faibles, une consommation de $0^l,56$ de vin étant évidemment inférieure, et de beaucoup, à la consommation moyenne; mais les statistiques étant établies sur le chiffre de la population d'une part, les petits enfants comptent dans le nombre; d'autre part nous ne voyons pas mentionnés les alcools, la bière, le cidre, qui entrent aussi en ligne de compte.

A l'aide de documents analogues, M. le professeur A. Gautier a calculé la quantité des principales denrées qui composent l'alimentation journalière moyenne d'un habitant de Paris.

Voici le tableau dressé par ce savant chimiste :

Nature des aliments.	Quantités.	
Pain.................	410 gr.	par tête et par jour.
Viande de toutes sortes d'animaux..........	266	—
Pommes de terre.....	100	—
Légumes verts........	100	—
Fruits..............	98	—
OEufs..............	25	—
Lait...............	150	—
Fromage............	6	—
Beurre.............	25	—
Sucre..............	40	—
Sel...............	18	—
Vin......... 0 lit. 500		

1.238 gr. par tête et par jour.

Toujours réserve faite des légumes secs et

autres aliments non soumis aux droits d'entrée.

MODE D'ADMINISTRATION. — L'ordonnance, le nombre et l'heure des repas adoptés à Paris, dans les villes en général et partout où règne la cuisine française, si répandue dans le monde, varient peu.

Un petit déjeuner le matin, le vrai déjeuner vers midi, le dîner entre 7 heures et 7 heures 1/2, voilà les habitudes normales. Les mondains y ajoutent parfois un goûter vers 4 heures et un souper dans la nuit. Ces superfétations, nécessitées par une vie de surmenage, parent peu à celui-ci et encore aux dépens du tube digestif qu'on force à un surcroît de travail.

Des remarques intéressantes ont été faites au sujet de l'hygiène des repas des citadins par M. le Dr Laumonier.

Voici pour le côté historique :

Au XIVe siècle, l'heure du dîner était ordinairement 10 ou 11 heures du matin, et celle du souper, notre dîner, 7 heures du soir.

Sous Louis XII, on dînait à 8 heures du matin et on soupait à 6 heures du soir. Cependant, vers la fin de son règne, l'heure du dîner fut reculée jusqu'à midi.

Sous Henri IV, le dîner fut de nouveau fixé à 11 heures, mais l'heure du souper ne changea pas.

Sous Louis XIII, l'usage resta le même.

Louis XIV fixa à midi l'heure du dîner de la cour. Par cela même les courtisans ne pouvaient se mettre à table qu'à 1 heure de l'après-midi. L'heure du souper resta la même.

La succession des mets présentés sur nos tables n'est pas le simple fait du hasard ou de la fantaisie. L'ordre suivant lequel ils apparaissent répond à la nécessité physiologique.

A ce point de vue, on a pu classer les aliments en trois classes :

1° Aliments salivaires et peptogènes, *préparateurs*, c'est-à-dire excito-sécréteurs ;

2° Aliments proprement dits ou nutritifs par excellence, *réparateurs ;*

3° Aliments *auxiliaires*.

Ces trois catégories d'aliments indiquent l'ordre rationnel de leur succession et dictent la marche des *services*.

Comme déjà le disait Bodin, il y a trois siècles :

« *Premier service de bouilly, second de rosty, troisième de fruicts.* »

En style moderne, *entrées, rôtis, desserts*.

On conçoit que sur ces services on puisse adapter de nombreuses variations.

A titre d'application, voici un exemple, emprunté à Brillat-Savarin, qui nous servira d'enseignement pour mettre la théorie en pratique :

1° *Entrées :* Potage gras, hors-d'œuvre, rouelle de veau au jus ;

2° *Rôti et légumes :* Dinde rôtie, petits pois à la française, salade ;

3° *Desserts :* Fromage, fruits.

Chacun de ces services vient à son temps et joue son rôle dans l'acte complexe de la digestion.

Si les citadins savent de tradition manger avec une ordonnance logique dans leurs repas, ils ont le défaut de surcharger leur estomac par trop copieuse chère.

L'usage a entraîné l'abus.

Régime en Allemagne. — A l'étranger, en Allemagne, par exemple, on mange plus souvent : le matin, vers 7 heures, petit déjeuner, pain beurré et café ou œuf et fromage ; à 10 heures, nouvelle collation, pain beurré et café ; à 1 heure, déjeuner à trois services ; à 5 heures, collation, biscuit et vin ; à 8 heures, dîner à trois services.

ARTICLE II. — RÉGIME DES SPORTS : PIÉTONS, ASCENSIONNISTES, COUREURS, HOMMES DE SPORT, GYMNASTES, JOCKEYS, CYCLISTES, RAMEURS.

Piétons, ascensionnistes et alpinistes. — BASE DU RÉGIME. — L'homme contraint à cheminer dans les régions de montagne, par force de résidence, doit observer une diététique un peu spéciale. Il doit fournir à des dépenses musculaires et n'user que d'aliments faciles à digérer, de sorte que le travail de la digestion n'entrave pas la marche.

L'ascensionniste par plaisir, l'alpiniste, doit se soumettre aux mêmes règles, mais sans passer avec brusquerie de son régime habituel à son régime d'occasion.

COMPOSITION, MODE D'ADMINISTRATION. — Voici ce qu'on doit conseiller :

Petit déjeuner du matin : Léger, mais ne pas partir à jeun. Café au lait, ou bien chocolat, thé, exceptionnellement coca, kola.

Pain : 100 grammes environ.

Si le petit déjeuner est fait de bonne heure, on peut prendre quelque chose 4 heures avant le déjeuner.

Déjeuner, midi : *Boisson* : Vin rouge coupé, pas de vin blanc, pas d'alcool, café, thé surtout.

Pain : Rassis, bis.

Viandes : Jambon, bœuf, mouton, volaille.

Œuf à la coque ou omelette.

Fromage.

Pas de légumes verts, pommes de terre.

Dîner : Plus substantiel, mais analogue au déjeuner, légumes en plus.

Coureurs. — Un exemple récent vient de montrer l'importance d'une direction dans l'alimentation lors des marches forcées. Aux jeux olympiques fêtés en Grèce, en avril 1896, la course de vitesse de Marathon a été gagnée par un paysan grec contre deux champions professionnels.

Le paysan grec a bu et mangé, sans interrompre le petit pas gymnastique, tout le long du chemin, à mesure qu'on lui tendait quelque chose à son passage dans les villages. Il n'a pas cessé ainsi, sans surcharge stomacale cependant, qui aurait été pernicieuse, d'entretenir le combustible de la machine humaine.

Cette victoire fait ressortir les fautes commises par les concurrents. L'un a avalé coup sur coup plusieurs verres d'eau fraîche. Une attaque d'entérite lui a coupé les jambes.

Un autre a refusé toute nourriture, mais à un

moment la faim l'empêcha d'aller plus loin.

L'homme, en tant qu'animal, doit pour fournir un travail musculaire soutenu, s'approvisionner en potentiel d'une façon suffisante et se nourrir en conséquence.

C'est la question de la ration d'avoine supplémentaire, donnée au cheval pour une course extraordinaire, sous peine de le voir fourbu.

Le coureur ne doit pas se surcharger l'estomac par de gros repas; il doit prendre des aliments très substantiels et les renouveler par petites quantités pour ne pas rester à court.

Régime de course. — Nous transcrirons les termes de M. le Dr Corneille Cinq-Mars, qui règlent l'alimentation du coureur en activité :

« Pendant la course, il ne faut pas manger; la digestion étant un travail, il ne faut pas l'ajouter à celui de la marche.

« Il faut donc choisir des aliments assimilables, prêts à entrer dans le sang sans efforts préalables de l'estomac.

« Les aliments de choix sont les bouillons concentrés et le jus de viande. Sous ce rapport, rien ne saurait être comparé au suc de viande pressée ; c'est de la chair liquide, c'est du sang tout prêt. C'est donc ce qui doit constituer le fond de la nourriture du coureur. Ajoutons que la chair est, par excellence, une matière albuminoïde représentant le véritable aliment musculaire.

« Dans les longues distances, la soif est vive et doit être combattue par des moyens spéciaux.

« Le vin doit être pris en petite quantité et

doit être de très bonne qualité ; le vin de Bordeaux doit être préféré.

« Le café est très utile, il désaltère, nourrit et donne au système nerveux le coup de fouet indispensable.

« Le thé, à tous ces avantages, en joint un autre : il agit favorablement sur l'estomac qu'il ne délabre jamais. Pris froid le jour, chaud la nuit, c'est le breuvage par excellence du coureur. »

On conseille aussi le jus de citron et des préparations de kola, qui donnent une énergie nouvelle, mais un peu factice, en somme.

On a conseillé l'eau sucrée ou les sirops dilués dans l'eau, comme moyen de fournir un surcroît d'activité musculaire.

Hommes de sport. — A notre époque de sportisme à outrance, le médecin ne peut se désintéresser des questions hygiéniques qui se rapportent à ce genre d'exercice. Ce n'est pas affaire de mode, ou si c'est affaire de mode, le médecin doit être à même de la guider par ses judicieux conseils.

Composition du régime. — L'homme de sport, en activité d'entraînement, doit se procurer la ration quotidienne moyenne d'un homme bien portant, soit :

120 à 150 grammes d'albuminoïdes.

250 à 300 grammes d'hydrocarbures.

80 à 120 grammes de graisses.

Boissons : Environ de 300 à 400 c. c. (Draixhe, de Bruxelles), 500 c. c. au maximum à chaque repas. Eau pure : eau de source, eau minérale de table, Saint-Galmier, Évian, Alet, Vals, Chaude-four, etc.

Eau *rougie*, vin blanc très coupé, thé léger et chaud, exceptionnellement café chaud.

Ne pas boire en dehors des repas et seulement en cas de soif ardente.

Pas de boissons alcooliques, *ni bière, ni apé-ritif, ni sirop, ni liqueur*.

Pain : en petite quantité.

Viandes : C'est l'aliment principal, parce qu'elle fait du muscle ; choisir le bœuf, le mouton, sans sauce épicée, pas *grasse*, de préférence au veau ou à l'agneau et aux jeunes animaux en général.

S'abstenir aussi des viandes faisandées, de la charcuterie.

Poissons : Pas de poisson, ou poisson très frais et de rivière, pas de poisson gras (pas d'anguille).

OEufs et *lait*.

Légumes : En petites quantités. Les féculents sont à éviter.

Fruits : Proscrire les fruits sucrés, se limi-ter à la consommation de noix, amandes, noi-settes.

Gymnastes, jockeys. — Les autres genres de sport se prêtent à des considérations analogues, qui s'appliquent aux gymnastes, aux jockeys.

Cyclistes. — BASE DU RÉGIME. — Deux con-ditions s'imposent au régime du cycliste : 1° le choix des aliments d'une digestion facile ; la lenteur de la digestion entrave l'exercice mus-culaire ; 2° une ration suffisante pour le travail musculaire effectué.

La base du régime ne sera pas uniforme chez le cycliste amateur.

Le cycliste gras utilisera l'exercice de la bicyclette pour faire fondre sa graisse, pour l'user, et consommera peu d'aliments gras ou féculents. C'est même là un point de vue thérapeutique.

Le cycliste maigre, qui n'a pas à se débarrasser d'excédent de réserve adipeuse, fera entrer dans sa ration un mélange des divers groupes d'aliments, conditions de digestibilité remplies, mais se restreindra du côté des aliments adipogènes.

Il y a intérêt à laisser entre chaque prise d'aliment un espace, le plus long possible, puisqu'on ne doit pas monter à bicyclette ou autrement aussitôt le repas pris.

Autant l'exercice de tous les sports et du cyclisme en particulier a, sur l'organisme, une influence salutaire par la généralisation du travail musculaire à presque tous les muscles, autant, la course de vitesse et de fond, même lorsqu'elle ne doit pas se prolonger longtemps, entraîne de dangers et doit être blâmée par le médecin au nom de l'hygiène.

Une promenade à bicyclette représente une gymnastique salutaire que nous pouvons recommander sur une ordonnance ; une course à bicyclette constitue un acte de surmenage nuisible à l'organisme et gros de toutes les conséquences attachées aux infractions, petites ou grandes, aux lois de l'hygiène.

Le cycliste, coureur de profession, le sujet entraîné, n'est pas gras pour la nécessité même de la course; le régime se base donc sur cette absence de graisse sous-cutanée.

Il ne doit pas non plus faire de graisse, c'est-à-dire se charger de tissus inutiles ou poids morts.

Rameurs. — Les rameurs doivent suivre un régime spécial : nous donnons comme exemples le régime d'Oxford et celui de Cambridge.

RÉGIME D'OXFORD ET DE CAMBRIDGE. — A titre de document et d'exemple de régimes d'entraînement, d'après Duncan et Suberbie, voici, avec l'emploi du temps, le régime adopté parmi les élèves des Universités anglaises d'Oxford et de Cambridge qui s'entraînent pour les célèbres matchs de courses d'aviron.

Les équipes suivent le régime suivant :

Régime d'été.

OXFORD.	CAMBRIDGE.
7 heures matin. — Une marche rapide ou une course.	7 heures. — Course de 100 à 200 mètres aussi rapide que possible.
8 h. 30. — *Déjeuner :* Viande saignante, croûte de pain ou pain grillé, thé aussi peu que possible.	8 h. 30. — Viande saignante, pain grillé, deux tasses de thé, cresson à l'occasion.
2 heures après-midi. — *Dîner :* Viande comme au déjeuner, pain, pas de légumes ou peu, une pinte de bière.	2 heures. — Viande comme au déjeuner, pain, pommes de terre et légumes verts, une pinte de bière. Dessert : oranges ou biscuits ou

5 heures. — Exercice sur l'eau.

8 h. 30 ou 9 heures. — *Souper :* Viande froide et pain de temps en temps, cresson, une pinte de bière.

10 heures. — Coucher.

figues, deux verres de vin.

5 heures. — Exercice sur l'eau.

8 h. 30. — *Souper :* Viande froide, pain, laitue ou cresson, une pinte de bière.

10 heures. — Coucher.

Régime d'hiver.

OXFORD.

7 h. 30. — Lever. Marche rapide ou course.

9 heures. — Déjeuner comme en été.

1 heure. — Lunch. Pain ou sandwich, demi-pinte de bière.

2 heures. — Exercice sur l'eau.

5 heures. — *Dîner :* Viande comme en été. Pain, légumes ou riz, demi-pinte de bière.

10 heures. — Coucher.

CAMBRIDGE.

7 h. 30. — Lever. Même exercice qu'en été.

9 heures. — Déjeuner comme en été.

1 heure. — Un peu de viande froide. Pain, demi-pinte de bière ou biscuit et un verre de sherry. De temps en temps un jaune d'œuf dans du sherry.

2 heures. — Exercice sur l'eau.

5 à 6 heures. — Dîner comme en été.

10 heures. — Coucher.

L'eau est strictement défendue.

C'est donc un régime de trois repas dans la journée; dont les heures peuvent être changées selon les habitudes nationales.

Chez nous, on fait un petit déjeuner vers 7 ou 8 heures au plus tard, le déjeuner a lieu vers midi et le dîner entre 7 et 7 h. 1/2.

ARTICLE III. — RÉGIME DE L'OUVRIER.

BASE DU RÉGIME. — L'ouvrier doit se nourrir selon la somme de travail musculaire dépensée.

COMPOSITION, RATION. — Voici, d'après Fr. Scohy (de Mont-sur-Marchiennes), des renseignements sur le régime domestique des ouvriers belges, réunis dans ce tableau :

	QUANTITÉ.	Az.	C.	GRAISSE.	SELS.
MOYENNE PAR SEMAINE.					
1° *Aliments ordinaires.*					
Pommes de terre.	6 à 7 k.	15 à 17k,5	600 à 700gr	6 à 7	90 à 115
Pain............	5 à 7	50 à 70	1500 à 2100	60 à 72	250 à 350
Lard, graisse...	250 gr.	2,75	175	175	
Beurre.........	250	1,50	206	205	
Légumes verts..	2 à 3k,5	6 à 7 kil.	100 à 175	2 à 3,5	8 à 15
Café à 10 0/0....	750 à 1000gr	8,25 à 11	150 à 200	12 à 15	6,,,,
2° *Aliments extraordinaires.*					
Lait	1 à 2 k.	6,70à13.40	70 à 1140	35 à 70	138 à 276
Viande........	250 à 500gr	7,5 à 15	38 à 56	5 à 10	
Œuf..........	2 à 4	3,8 à 7,6	27 à 54	14 à 28	
Bière.........	6 à 8 lit.	0,48 à 0,64	240 à 320	»	45 à 60
MOYENNE PAR JOUR.					
	3k,150	17,38	515,85	78,50	6, 17

ARTICLE IV. — RÉGIME DU PAYSAN.

Paysan de la plaine. — BASE DU RÉGIME. — L'homme de la campagne consomme plus de produits du sol que de l'étable; c'est un végétarien, moins aujourd'hui que jadis. Il a besoin d'hydrocarbures pour fournir au travail journalier.

Composition. — La composition du régime ressemble un peu à celle du régime de l'ouvrier.

Du reste, le tableau précédent, donné pour l'ouvrier belge, s'y applique bien en partie, puisque nous avons affaire à des ouvriers mineurs, à la campagne et non à la ville.

Il n'y a qu'un seul point à changer : la boisson. En France, dans le Nord-Est, la bière est la boisson de consommation habituelle ; au Nord et Nord-Ouest, le cidre prédomine ; au Sud et à l'Ouest, le vin.

L'eau perd de ses adeptes.

Dans la campagne, on use aussi de boissons, piquette ou autres, qui ne sont que des vins ou des cidres dilués, c'est-à-dire coupés avant l'usage et non au moment du repas.

D'après Bunge, plus un régime est végétarien, plus le besoin se fait sentir d'ajouter du sel rin. La statistique fait constater qu'en France l'habitant des campagnes consomme trois fois plus de sel que celui des villes.

Paysan de la montagne. — La *ration du montagnard* a été donnée par M. le professeur Pou‧het (voir p. 119).

(voir p. 119)

Article V. — Régime du soldat (armée de terre).

Régime du soldat Français en temps de paix et en campagne.

Base. — Le soldat fait un métier pénible, surtout dans les premiers temps du service, avant que l'accoutumance ne se soit établie. Il a besoin de réparer ses pertes.

COMPOSITION. — Le régime alimentaire varie peu.
La ration du soldat français est la suivante :
En temps de paix :

Pain	750 grammes.
— de soupe	750 —
Viande (non désossée)...	300 —
Légumes frais	400 —
— secs	300 —
Sel...................	16 —

Exceptionnellement :

Vin...............	0lit,25

En campagne :

Biscuit...............	735 grammes.	
Viande fraîche.........	300	—(125 à la cuisson)
Bœuf salé.............	250	—
ou lard..............	200	—
Riz ou légumes secs.	30 à 60	—
Sel...................	16	—
Sucre.................	21	—
Café	16	—
Vin..................	0lit,25	
ou eau-de-vie.........	0 ,06	

Cette ration péchait par la faible quantité
d'azote et le régime par la monotonie.

On y a remédié en variant le régime et en com-
binant l'arrangement de la viande et des légumes
au lieu de faire continuellement la soupe.

Le fantassin et le soldat de terre en général sont
moins avantagés que les autres corps, malgré les
modifications récentes.

Le jeune soldat est encore en croissance. Il a
besoin d'une ration d'entretien, d'une ration de
croissance, d'une ration de travail.

Les quantités allouées n'y parviennent qu'à peine et entre les poids officiels et les quantités distribuées, il faut faire des réductions, déchets et autres pour avoir les poids réels, c'est-à-dire la consommation vraie.

Régime des infirmiers militaires français.

Régime alimentaire des infirmiers nourris à la dépense.

DÉSIGNATION DES ALIMENTS PAR REPAS.	UNITÉ de décompte.	QUAN-TITÉS à distribuer.	QUANTITÉS à allouer EN CONSOMMATION.
Au réveil. Café.........	Litre.	0,25	0k,016 de café, 0k,016 de sucre.
Soupe maigre...	*Idem.*	0,3750	0k,030 de légumes verts, 0k,010 d'oseille cuite ou 0k,005 de légumes-conserves, 0k,010 de beurre et 0k,040 de pain.
Repas du matin. Pain..........	Kilogr.	0,330	Même quantité que celle distribuée.
Vin..........	Litre.	0,25	*Idem.*
Viande rôtie ou en ragoût....	Kilogr.	0,070	1 kilogr. de viande crue non désossée pour 0k,500 de viande rôtie ou en ragoût désossée.
Légumes.......	Litre.	0,25	Mêmes allocations que pour les malades.
Soupe grasse...	*Idem.*	0,3750	0l,375 de bouillon et 0k,040 de pain.
Repas du soir. Pain..........	Kilogr.	0,330	Même quantité que celle distribuée.
Vin..........	Litre.	0,25	*Idem.*
Viande bouillie.	Kilogr.	0,070	0k,180 de viande crue non désossée par infirmier.
Légumes.......	Litre.	0,25	Comme pour les malades.

Observation. — Le jeudi et le dimanche, il pourra être distribué aux infirmiers, au repas du soir, de la salade en remplacement des légumes.

La distribution de la viande pourra être modifiée de la manière suivante au repas du soir, si la modification est reconnue favorable aux hommes, savoir :

Viande bouillie : 0ᵏ,140 sans légumes.
Ou Viande bouillie : 0ᵏ,105 avec 2 portions de légumes.

Les sous-officiers infirmiers nourris à la dépense ont droit, comme les sous-officiers malades, à un dessert à 2 portions, à chaque repas.

Par sa quantité et sa qualité, cette ration de l'infirmier militaire français constitue une nourriture suffisante.

On ne doit pas oublier que ce corps d'élite est exposé, par son contact incessant avec les malades, aux chances de la contagion. Cette remarque s'applique aussi bien aux infirmiers d'exploitation, qu'aux infirmiers de visite.

En cas d'épidémie typhique, cholérique ou autres, on alloue aux infirmiers par prescription extraordinaire une *ration supplémentaire* de thé et de rhum.

Régime dans les hôpitaux thermaux.

Dans les hôpitaux thermaux, la ration n'offre que des variantes légères, comme on peut le constater.

Régime alimentaire des infirmiers nourris à la dépense.

DÉSIGNATION DES ALIMENTS PAR REPAS.	UNITÉ de décompte.	QUANTITÉS à distribuer.	QUANTITÉS à allouer EN CONSOMMATION.
Au réveil. Café.........	Litre.	0,25	0k,016 de café, 0k,016 de sucre.
Soupe maigre..	*Idem.*	0,375	0k,030 de légumes verts, 0k,010 d'oseille cuite ou 0k,005 de légumes-conserves, 0k,010 de beurre et 0k,050 de pain.
Repas du matin. Pain..........	Kilogr.	0,330	Même quantité que celle distribuée.
Vin..........	Litre.	0,25	*Idem.*
Viande rôtie ou en ragoût....	Kilogr.	0,105	1 kilogr. de viande crue non désossée pour 0k,500 de viande rôtie ou en ragoût désossée.
Légumes.......	Litre.	0,25	Mêmes allocations que pour les malades.
Soupe grasse...	*Idem.*	0,3750	0l,375 de bouillon et 0k,050 de pain.
Repas du soir. Pain..........	Kilogr.	0,330	Même quantité que celle distribuée.
Vin..........	Litre.	0,25	*Idem.*
Viande bouillie.	Kilogr.	0,125	0k,260 de viande crue non désossée par infirmier.
Légumes.......	Litre.	0,25	Comme pour les malades.

Observation. — Comme ci-dessus.

Article VI. — Régime du marin.

Régime du marin français.

La ration des marins français et des autres embarqués du département de la marine (infanterie et artillerie de marine) a été fixée par un décret du 11 décembre 1895.

Nous consignerons ici les principales dispositions de ce document officiel.

Nous n'avons conservé de cette publication que les renseignements intéressant la ration elle-même.

Les détails qu'on va lire se recommandent par la précision des indications. Leur lecture permet de se rendre un compte exact de la nourriture allouée à nos marins. Il faut toujours, au point de vue scientifique, faire la part de l'écart entre les chiffres officiels et les chiffres de la consommation réelle, toujours un peu plus faibles dans la pratique.

Ration de journalier. — Dans les ports et rades de France et d'Algérie, la ration dite *de journalier*, à délivrer aux hommes embarqués sur les bâtiments de la flotte, se compose, pour chaque individu, quelle que soit sa qualité à bord, ainsi qu'il suit :

DÉSIGNATION DES REPAS.	NATURE DES DENRÉES.	QUANTITÉS PAR RATION.	Déjeuner.	Diner.	Souper.	OBSERVATIONS.
			(1)			
	Pain d'équipage........	600g	250	175	175	
	Pain blanc (2)..........	200	»	100	100	
Déjeuner.	Vin { marins............	50cl	»	25	25	
	Vin { mousses (3).........	30	»	15	15	
	Spiritueux (4)..........	3	3	»	»	
	Café...................	20g	20	»	»	
	Sucré.................	20	20	»	»	
Diner.	N° 1 { Viande fraîche.......	250	»	250	»	} Dimanche. } Mardi. } Jeudi.
	et					
	N° 1 { Légumes verts.......	2cl	»	2	»	
	N° 2 { Viande conservée....	200g	»	200	»	
	Graisse	6	»	6	»	
	ou					
	Huile................	4	»	4	»	
	Pommes de terre	250	»	250	»	} Mercredi.
	ou					
	Légumes secs........	60	»	60	»	
	ou					
	Riz.................	60	»	60	»	
	ou					
	Légumes desséchés .	10	»	10	»	
	N° 3 { Porc salé...........	200	»	200	»	
	Pommes de terre.....	250	»	250	»	} Samedi.
	ou					
	Légumes secs.........	60	»	60	»	

(1) Il peut être délivré du biscuit au déjeuner; la ration est de 180 grammes.

(2) Lorsque ce pain est fabriqué à bord avec la farine d'armement, il est alloué 590 grammes de farine pour 800 grammes de pain.

(3) Les enfants au-dessous de 16 ans, embarqués comme passagers, reçoivent la ration de mousse.

(4) Il n'est pas délivré de spiritueux aux jeunes gens âgés de moins de 18 ans, non plus qu'aux femmes.

DÉSIGNATION DES REPAS.		NATURE DES DENRÉES.	QUANTITÉS PAR RATION.	DIVISION PAR REPAS.			OBSERVATIONS.
				Déjeuner.	Diner.	Souper.	
Diner (suite).	N° 4.	Fromage................	80g	»	80	»	
		ou					
		Conserves de poisson.	80	»	80	»	
		avec					
		Légumes secs.........	60	»	60	»	Lundi
		Graisse.............	6	»	6	»	et
		ou					Vendredi
		Huile..............	4	»	4	»	Diner n° 4
	N° 5.	Morue..............	100	»	100	»	ou
		avec					Diner n° 5.
		Pommes de terre....	250	»	250	»	
		ou					
		Légumes secs........	60	»	60	»	
		Graisse.............	12	»	12	»	
		ou	(1)		(1)		
		Huile..............	10	»	10	»	
Souper.	N° 1.	Viande conservée....	100	»	»	100	
		Graisse.............	6	»	»	6	
		ou					Jeudi
		Huile..............	4	»	»	4	et
		Pommes de terre....	250	»	»	250	Samedi.
		ou					
		Légumes secs........	60	»	»	60	
	N° 2.	Porc salé...........	100	»	»	100	Dimanche
		et					et
		Légumes secs.......	60	»	»	60	Mardi.
	N° 3.	Viande fraiche.......	100	»	»	100	Lundi.
		Légumes secs.......	60	»	»	60	Mercredi.
		ou					Vendredi.
		Riz..................	60	»	»	60	
		Légumes verts.......	1	»	»	1	
Assaisonnements constants.		Poivre...............			0gr,10		par jour.
		Sel (2)..............			16 ,00		
		Moutarde...........			1 ,00		
		Vinaigre............			8mill		

(1) Dont une partie pour la soupe.

(2) Il est, en outre, alloué du sel pour la fabrication du pain à bord. La quantité à embarquer à cet effet est fixée à 4 grammes pour 800 grammes de pain.

Nota. — Les bâtiments ont la faculté de délivrer plusieurs sortes de légumes au même repas, par exemple :

1/3 pommes de terre, — 1/3 légumes secs, — 1/3 riz.

Toutefois la ration de pain des membres des tables des aspirants, de l'état-major, du commandant, des officiers supérieurs et de l'amiral est fixée à 570 grammes de pain blanc par jour ; celle des membres de la table des maîtres pourra être de 600 grammes du même pain en remplacement de 600 grammes de pain d'équipage et 200 grammes de pain blanc.

Ration de campagne. — L'article 2 indique la ration de campagne.

La ration du marin français ne reste pas identique en temps de campagne à celle du temps de paix. L'alimentation doit subvenir au surcroît de travail imposé aux hommes dans ces nouvelles conditions.

Il y a aussi les circonstances imprévues avec lesquelles il faut aussi compter et qu'un règlement peut difficilement définir.

La ration à la mer, dite *de campagne*, est composée de la manière suivante, pour chaque individu embarqué, quelle que soit sa qualité à bord ; elle s'applique aux prisonniers de guerre, aux condamnés à la mer avec suppression des spiritueux :

DÉSIGNATION DES REPAS.	NATURE DES DENRÉES.	QUANTITÉS PAR RATION.	DIVISION PAR REPAS.			OBSERVATIONS.
			Déjeuner.	Dîner.	Souper.	
Déjeuner.	Pain blanc (a).........	550ᵍ	»	275	275	
	Biscuit...............	180	180	»	»	
	Vin { marins...........	50ᶜ	»	25	25	
	Vin { mousses	30	»	15	15	
	Spiritueux...........	3	3	»	»	
	Café...............	20	20	»	»	
	Sucre...............	20	20	»	»	
Dîner.	N° 1 { Viande fraiche.......	300	»	300	»	
	et					
	Légumes verts.......	3ᶜ	»	3	»	
	ou					
	Légumes desséchés...	15ᵍ	»	15	»	
	N° 2 { Viande conservée....	200	»	200	»	Dimanche, lundi, mardi, mercredi, jeudi et samedi : dîner n° 1 ou n° 2 ou n° 3.
	Pommes de terre	250	»	250	»	
	ou					
	Légumes secs	60	»	60	»	
	ou					
	Riz..............	60	»	60	»	
	Graisse	6	»	6	»	
	ou					
	Huile..............	4	»	4	»	
	Légumes verts.......	1ᶜ	»	1	»	
	ou					
	Légumes desséchés...	5ᵍ	»	5	»	
	N° 3 { Porc salé..........	200	»	200	»	
	Pommes de terre.....	250	»	250	»	
	ou					
	Légumes secs	60	»	60	»	
	Légumes verts.......	1	»	1	»	
	ou					
	Légumes desséchés...	5ᵍ	»	5	»	

(a) Il est alloué 590 grammes de farine pour 800 grammes de pain.

DÉSIGNATION DES REPAS.		NATURE DES DENRÉES.	QUANTITÉS PAR RATION.	DIVISION PAR REPAS.			OBSERVATIONS.
				Déjeuner.	Dîner.	Souper.	
Dîner (*suite*).	Nº 4.	Fromage............	80ᵉ	»	80	»	Vendredi, dîner nº 4.
		ou					
		Conserves de poisson.	80	»	80	»	
		Pommes de terre.....	250	»	250	»	
		ou					
		Légumes secs........	60	»	60	»	
		Graisse	6	»	6	»	
		ou					
		Huile..............	4	»	4	»	
		Légumes verts.......	1c	»	1	»	
		ou					
		Légumes desséchés...	5ᵉ	»	5	»	
Souper.	Nº 1.	Viande conservée....	100	»	»	100	Dans la proportion de 5/7.
		Pommes de terre.....	250	»	»	250	
		ou					
		Légumes secs........	60	»	»	60	
		ou					
		Riz................	60	»	»	60	
		Graisse	6	»	»	6	
		ou					
		Huile..............	4	»	»	4	
		Légumes verts.......	1c	»	»	1	
		ou					
		Légumes desséchés..	5ᵉ	»	»	5	
	Nº 2.	Porc salé...........	100	»	»	100	Dans la proportion de 2/7.
		Pommes de terre.....	250	»	»	250	
		ou					
		Légumes secs.......	60	»	»	60	
		Légumes verts.......	1c	»	»	1	
		ou					
		Légumes desséchés...	5ᵉ	»	»	5	
	Nº 3.	Viande fraîche.......	100	»	»	100	
		Pommes de terre.....	250	»	»	250	
		ou					
		Légumes secs........	60	»	»	60	
		Légumes verts.......	1c	»	»	1	
		ou					
		Légumes desséchés...	5ᵉ	»	»	5	
Assaisonnements constants.		Poivre............			0ᵉʳ,10		par jour.
		Sel................			10 ,00		
		Moutarde..........			1 ,00		
		Vinaigre...........			8ᵐⁱˡˡ		

Observations. — Lorsqu'on délivre trois repas de pain par jour, la ration journalière est de 800 grammes et la portion du déjeuner de 250 grammes. Si l'on était conduit à délivrer plusieurs repas de biscuit par jour, la portion du dîner ou du souper serait de 200 grammes.

Les commandants, sur la proposition des médecins-majors, sont autorisés à faire délivrer du pain, toutes les fois que c'est possible, aux hommes ayant une mauvaise denture.

Les enfants au dessous de 16 ans, embarqués comme passagers, reçoivent la ration de mousse.

Il n'est pas délivré de spiritueux aux jeunes gens âgés de moins de 18 ans, non plus qu'aux femmes.

Il n'est pas délivré de spiritueux au déjeuner dans les pays chauds (voir art. 13).

Les dimanche, lundi, mardi, mercredi, jeudi et samedi : dîner n° 1 ou n° 2 ou n° 3.

Le vendredi, dîner n° 4.

Délivrances hors rations. — Un chapitre II ajoute à ce régime, sous le nom de *délivrances hors rations*, une certaine quantité d'aliments et de boisson.

Ainsi : Art. 5. — Le personnel en instruction des bâtiments-écoles (quartiers-maîtres et matelots instructeurs compris) reçoit un supplément de 75 grammes de pain par jour.

Art. 6. — Les apprentis des bâtiments-écoles de canonnage et des torpilles et leurs instructeurs reçoivent, pendant la période des exercices, un supplément individuel de 25 centilitres de vin par jour.

Art. 7. — Lorsque les feux sont allumés à bord des bâtiments à vapeur, il est accordé à chaque homme du personnel de la machine en service :

1° Par quart de quatre heures (*tout quart commencé étant réputé terminé*), 25 centilitres de vin et 200 grammes de pain, ou, à défaut, 145 grammes de biscuit ;

2° Par jour, une boisson hygiénique étendue d'eau et pour la préparation de laquelle il est alloué 10 grammes de café, 10 grammes de sucre et 1 centilitre de spiritueux.

Le maître mécanicien chargé participe aux délivrances allouées par journée à chaque homme du personnel de la machine et il lui est attribué, en outre, par 24 heures, 25 centilitres de vin.

Les hommes ne pourront recevoir plus de 1 litre de vin par jour, ration comprise.

Art. 10. — Les commandants des bâtiments sont autorisés à ordonner la distribution de rations supplémentaires de 25 centilitres de vin, à l'occasion des réjouissances publiques.

Les distributions de vin (25 centilitres) ou de spiritueux (3 centilitres) peuvent être effectuées à la suite de travaux extraordinaires, à propos desquels il peut être également alloué, dans certains cas, des demi-rations de pain (125 grammes) et de fromage ou de pain et de conserves de poisson, etc.

Voici d'autres suppléments, auxquels participent les membres de la table des seconds-maîtres :

Art. 11. — Il est délivré aux équipages des

bâtiments en mission à Terre-Neuve ou en Islande, ou naviguant dans les mers boréales ou australes : 1º au delà du 50º degré de latitude nord ; 2º du 45º degré de latitude sud en été (c'est-à-dire du 1er octobre au 1er avril), et du 40º degré en hiver (c'est-à-dire du 1er avril au 1er octobre), un supplément de 80 grammes de pain ou, à défaut, de 60 grammes de biscuit par homme et par jour.

Il sera loisible aux commandants des bâtiments naviguant dans les parages et latitudes précités de faire délivrer aux hommes une boisson composée de 20 centilitres d'eau chaude, de 4 centilitres de spiritueux, de 15 grammes de sucre et de 4 grammes de thé.

ART. 12. — Les équipages des bâtiments devant former la station de Terre-Neuve ou d'Islande ont droit par homme et *pour la durée de la campagne*, à 600 grammes d'huile d'olive.

ART. 13. — Les délivrances suivantes sont accordées, par homme et par jour, aux équipages des bâtiments :

1º Pendant les traversées entre Suez et l'Indo-Chine.......	Café.......	10 gr.
	Sucre......	10 gr.
	Spiritueux.	2 centil.
2º Pendant les traversées entre l'Indo-Chine et Suez.....	Thé	4 gr.
	Sucre......	10 gr.
	Spiritueux.	2 centil.

La première de ces allocations est attribuée également aux bâtiments pendant leur stationnement sur la côte occidentale d'Afrique, à la Guyane, à Mayotte, à Sainte-Marie de Madagascar, à Nossi-

Bé, sur les côtes de Zanzibar, de Madagascar et de l'Afrique orientale.

La seconde est accordée aux bâtiments stationnant dans l'Indo-Chine.

Ces délivrances entraînent la suppression de la ration de spiritueux au déjeuner.

Art. 14. — Il est alloué aux équipages des bâtiments stationnant ou naviguant entre les tropiques, par homme et par jour, 3 grammes de café et 4 centilitres de spiritueux pour assainir l'eau de boisson.

Une allocation semblable peut être accordée, pendant les grandes chaleurs aux équipages des bâtiments stationnant ou naviguant en dehors des tropiques.

Art. 15. — Il est délivré aux équipages des bâtiments (tables comprises) qui font de longues traversées, une boisson antiscorbutique composée de :

14 grammes de jus de citron.	}	Par ration
28 — de sucre........	}	individuelle.
et 112 — d'eau..........	}	

Ration du marin à terre en temps de paix. — Lorsque le marin français est à terre, sa ration se modifie, ainsi que le comporte le titre II du décret, *Ration de marin à terre en temps de paix.*

Art. 16. — La ration des officiers-mariniers, quartiers-maîtres, marins et autres employés à terre est composée de la manière suivante :

DÉSIGNATION DES REPAS.	NATURE DES DENRÉES.	QUANTITÉS PAR RATION.	DIVISION PAR REPAS.			OBSERVATIONS.
			Déjeuner.	Diner.	Souper.	
		gr.	(1). gr.	gr.	gr.	
	Pain d'équipage	600	250	175	175	
	Pain blanc	200	»	100	100	
	Vin. { Marins	25c	»	25	»	
	Vin. { Mousses	15c	»	15	»	
Dé-jeuner.	Spiritueux (2)	3c	3c(3)	»	»	
Dé-jeuner.	Café	20	20	»	»	
	Sucre	20	20	»	»	
	N° 1. { Viande fraiche	300	»	300	»	
	et					
	N° 1. { Légumes verts	2c	»	2	»	
	N° 2. { Viande conservée	200	»	200	»	Dimanche, mardi, jeudi, et samedi, diner n°1, n° 2 ou n° 3.
	N° 2. { Graisse	6	»	6	»	
	ou					
	N° 2. { Huile	4	»	4	»	
Diner.	N° 2. { Pommes de terre	250	»	250	»	
	ou					
	N° 2. { Légumes secs	60	»	60	»	
	ou					
	N° 2. { Riz	60	»	60	»	
	ou					
	N° 2. { Légumes desséchés ...	10	»	10	»	
	N° 3. { Porc salé	200	»	200	»	
	N° 3. { Pommes de terre	250	»	250	»	
	ou					
	N° 3. { Légumes secs	60	»	60	»	

(1) Lorsqu'il est délivré du biscuit au déjeuner, la ration est de 180 grammes.

(2) Il n'est pas délivré de spiritueux aux jeunes gens âgés de moins de 18 ans.

(3) La délivrance est réduite à 2 centilitres au déjeuner pendant la durée des allocations prescrites à l'article 23.

DÉSIGNATION DES REPAS.		NATURE DES DENRÉES.	QUANTITÉS PAR RATION.	DIVISION PAR REPAS.			OBSERVATIONS.
				Déjeuner.	Diner.	Souper.	
Diner (suite).	Nº 4.	Fromage............	gr. 80	»	80	»	
		Légumes secs.........	60	»	60	»	
		ou					
		Pommes de terre.....	250	»	250	»	Lundi, mercredi et vendredi, diner nº 4 ou nº 5.
		Graisse	6	»	6	»	
		ou					
		Huile..............	4	»	4	»	
	Nº 5.	Morue	120	»	120	»	
		Pommes de terre....	250	»	250	»	
		ou					
		Légumes secs........	60	»	60	»	
		Graisse	12	»	12	»	
		ou					
		Huile..............	10	»	10	»	
Souper.	Nº 1.	Pommes de terre.....	400	»	»	400	
		et					
		Légumes verts.......	1	»	»	1	Dans la proportion de 3/7.
		Graisse	12	»	»	12	
		ou					
		Huile..............	8	»	»	8	
	Nº 2.	Légumes secs........	100	»	»	100	
		et					
		Légumes verts.......	1c	»	»	1	Dans la proportion de 4/7.
		Graisse	12	»	»	12	
		ou					
		Huile..............	8	»	»	8	
Assaisonnements constants.		Poivre.............		0gr,10			Par jour.
		Sel................		16 ,00			
		Moutarde..........		1 ,00			
		Vinaigre...........		8mill			

Toutefois, la ration de pain des premiers-maîtres pourra être de 600 grammes de pain blanc en remplacement de 600 grammes de pain d'équipage et de 200 grammes de pain blanc.

ART. 17. — Les officiers-mariniers, quartiers-maîtres et marins, lorsqu'ils font partie des bataillons d'apprentis-fusiliers, reçoivent, pendant la période d'instruction :

1° Un supplément de 75 grammes de pain d'équipage par jour ;

2° 25 centilitres de vin au souper ;

3° 6 repas gras par semaine.

ART. 18. — Les instructeurs et les élèves de l'École de gymnastique ont droit à la ration du marin à terre avec le bénéfice des modifications suivantes :

1° Concession d'un supplément de 75 grammes de pain d'équipage par jour ;

2° Concession de 25 centilitres de vin au souper ;

3° Concession d'un second supplément de 25 centilitres de vin (de sorte que les délivrances de vin s'élèveront par jour à 75 centilitres).

4° Délivrance de 7 dîners gras par semaine (viande fraîche, viande conservée ou porc salé) ;

5° Délivrance de 7 soupers gras, composés, soit de 150 grammes de viande fraîche avec 1 centime pour achat de légumes verts, soit de 100 grammes de viande conservée avec 250 grammes de pommes de terre ou 60 grammes de légumes secs, soit de 100 grammes de porc salé avec 60 grammes de légumes secs.

ART. 19. — Les officiers-mariniers, quartiers-maîtres et marins détachés dans les compagnies de réservistes, ainsi que les réservistes, reçoivent, pendant la période d'instruction :

1° Un supplément de 75 grammes de pain d'équipage par jour ;

2° Six dîners gras par semaine (viande fraîche, viande conservée ou porc salé).

Art. 20. — Les officiers-mariniers, quartiers-maîtres, marins et autres, voyageant en détachement par les chemins de fer, reçoivent par jour une ration composée de 750 grammes de pain et 250 grammes de fromage.

Art. 22. — A l'occasion des réjouissances publiques et dans des cas exceptionnels, tels que : incendie, sauvetage, travail de nuit, travail du scaphandre (après une demi-heure d'exercice), il peut être délivré aux officiers-mariniers, quartiers-maîtres et marins des dépôts des Équipages de la flotte une ration supplémentaire de spiritueux ou de vin. Cette ration ne doit pas excéder 3 centilitres, s'il s'agit de spiritueux, et 25 centilitres s'il s'agit de vin.

Art. 23. — Les officiers-mariniers, quartiers-maîtres et marins des dépôts ont droit, pendant la saison des chaleurs, à 3 grammes de café par homme et par jour, et à 1 centilitre de spiritueux qui est pris sur la ration du déjeuner, pour assainir l'eau qu'ils boivent.

Régime des soldats d'infanterie et d'artillerie de marine. — Le titre III détermine la ration de ces troupes.

Voici comment le décret fixe les rations de ces troupes à terre en France en temps de paix.

Art. 24. — Les sous-officiers, brigadiers, caporaux et soldats des corps de troupe de la marine ont droit, chaque jour de présence, à une ration composée :

1º De 740 grammes de pain et 300 grammes de viande fraîche (le pain peut être remplacé par du biscuit à raison de 180 grammes pour 250 grammes de pain et la viande par des conserves de viande ou du porc salé à raison de 200 grammes pour 300 grammes de viande) ;

2º D'un *quart* de la ration suivante de café et de sucre :

Troupes munies de percolateurs.... { 12 gr. de café vert (soit 3 gr. par jour), 10 gr. de sucre (soit 2 gr. 5 par jour) ;
Troupes sans percolateurs....... { 19 gr. de café vert (soit 4 gr. 75 par jour), 18 gr. de sucre (soit 4 gr. 5 par jour).

Art. 25. — Il est accordé aux hommes de troupe, pendant la saison des chaleurs, une ration hygiénique de 3 centilitres de spiritueux pour assainir l'eau.

Art. 26. — Les sous-officiers, brigadiers et artilleurs de la marine détachés à Gavre pour le service de la commission d'expériences de tir, reçoivent un supplément de 3 centilitres de spiritueux au déjeuner et de 25 centilitres de vin au dîner.

Art. 27. — Les inspecteurs généraux, etc., sont autorisés à faire délivrer aux troupes une ration supplémentaire de 25 centilitres de vin.

Ration de détenus dans les prisons maritimes. — Art. 31. — La ration des détenus dans les prisons maritimes est composée de la manière suivante, pour chaque individu, quelle que soit sa qualité :

DÉSIGNA-TION des REPAS.	NATURE DES DENRÉES.	QUAN-TITÉS par RATION	DIVISION PAR REPAS.			OBSERVATIONS.
			Dé-jeuner	Diner.	Souper.	
			(A)			
	Pain d'équipage	750 gr.	250 gr.	250 gr.	250 gr.	
Diner.....	N° 1. { Viande fraîche. avec	250	»	250	»	Dimanche, mardi, jeudi et samedi.
	Légumes verts.	0ʳ 0165	»	0ʳ 0165	»	
	N° 2 (B). { Fromage...... avec	45 gr.	»	45 gr.	»	Lundi, mercredi et vendredi.
	Légumes secs..	60	»	60	»	
	N° 3 (B). Morue.....	120	»	120	»	
Souper....	N° 1. { Fromage...... avec	45	»	»	45 gr.	Lundi, mercredi et vendredi.
	Légumes secs..	60	»	»	60	
	N° 2. { Légumes secs.. avec	100	»	»	100	Dimanche, mardi, jeudi et samedi.
	Légumes verts.	1 c.	»	»	1 c.	

ASSAISONNEMENTS.

Assaisonne-ments pour diner.	N° 1.	»	»	
	N° 2. { Huile......... ou	4 gr.		avec diner n° 2.
	Graisse	6		
	N° 3. { Huile......... avec	18		avec diner n° 3.
	Vinaigre......	3 centil.		
Assaisonne-ments pour souper.	N° 1. { Huile......... ou	4 gr.		avec souper n° 1.
	Graisse	6		
	N° 2. { Huile......... ou	8		avec souper n° 2.
	Graisse	12		
	chacun avec Vinaigre......	5 mill.		
Assaisonne-ment constant.	Sel...............	16 gr.	par jour.	

(A) Il peut être délivré du biscuit en remplacement de pain ; la ration de biscuit est de 180 grammes.

(B) Les diners nᵒˢ 2 et 3 peuvent être remplacés par 200 grammes de viande conservée ou de porc salé avec 60 grammes de légumes secs ou de riz.

Art. 32. — Le commissaire aux fonds et prisons peut faire accorder les suppléments déterminés par le médecin de la prison. Ces suppléments ne peuvent dépasser 275 grammes de biscuit ou 375 grammes de pain par jour.

Art. 33. — Les détenus punis de la cellule, etc., ne reçoivent que la ration de pain ; toutefois, cette ration peut être augmentée de 250 grammes pour les détenus qui sortent de la cellule à l'effet d'exécuter certains travaux de propreté.

Art. 34. — Chaque année, pendant la saison des chaleurs, les détenus reçoivent des distributions journalières de café pour assainir l'eau qu'ils boivent.

La quantité de café à allouer est de 3 grammes par détenu et par jour.

Art. 35. — Les détenus de la maison de correction qui sont employés à des travaux de force à l'extérieur peuvent recevoir, par journée de travail, une ration de vin de 25 centilitres.

Régime dans les marines étrangères.

Les marins des diverses puissances européennes suivent un régime peu différent de celui qui vient d'être indiqué, avec tous les détails nécessaires, pour nos marins français.

Régime des marins japonais.

A côté de la ration allouée aux marins français, il est curieux de mettre en regard la nature et la quantité des aliments consommés dans les mêmes conditions par des hommes de race très différente.

Nous pouvons, grâce à l'aimable et obligeant intermédiaire de M. le professeur Kitasato, de Tokio, d'après les renseignements que nous a communiqués M. le Dr A. Nakagawa, donner des documents précis à cet égard, puisqu'ils sont traduits sur les documents officiels ou les renseignements écrits mis à notre disposition par nos savants confrères japonais.

Ces documents étaient, jusqu'ici, restés absolument inédits, et c'est à une bonne fortune qu'il nous est permis de les publier pour la première fois en France.

Comme on pourra s'en rendre compte par la lecture des tableaux placés aux pages suivantes, la nourriture dans la marine japonaise, quoique variée d'après les différents jours de la semaine, se meut cependant dans un cercle assez restreint.

Le pain, le riz, les légumes frais en représentent la dominante générale avec adjonction modérée de viande et de poisson.

Régime des marins japonais.

Tableau de l'allocation en nourriture par tête et par jour à bord d'un navire à l'ancre.
Les quantités sont exprimées en momme et en gŏ (1).

	DIMANCHE.	LUNDI.	MARDI.	MERCREDI.	JEUDI.	VENDREDI.	SAMEDI.	AROMATES à table.	AROMATES à la cuisson.	TOTAL.
	momme.	momme.	momme.	momme.	momme.	momme.	momme.	momme.	momme.	momme.
Biscuit	»	100,00	»	»	»	100,00	»	»	»	200,00
Pain	140,00	»	140,00	140,00	140,00	»	140,00	»	»	700,00
Viande conservée	»	40,00	»	»	»	40,00	»	»	»	80,00
Poisson conservé	»	40,00	»	»	»	40,00	»	»	»	80,00
Viande avec os	60,00	»	60,00	60,00	60,00	»	60,00	»	»	300,00
Poisson avec arêtes	40,00	»	40,00	40,00	40,00	»	40,00	»	»	200,00
Riz	50,00	50,00	50,00	»	50,00	50,00	50,00	»	»	300,00
Fèves	»	»	»	30,00	»	»	»	»	»	30,00
Farine de blé	»	30,00	»	20,00	»	30,00	»	»	10,00	90,00
Légumes secs	»	20,00	»	»	»	20,00	»	»	»	40,00
Légumes frais	120,00	»	120,00	120,00	120,00	»	120,00	»	»	600,00
Fruits secs	»	7,00	»	»	»	7,00	»	»	»	14,00
Thé	1,00	1,00	1,00	1,00	1,00	1,00	1,00	»	»	7,00
Orge mondée	2,00	2,00	2,00	2,00	2,00	2,00	2,00	»	»	14,00
Sucre	5,00	10,00	5,00	5,00	5,00	10,00	5,00	»	10,00	55,00
Poivre	»	»	»	»	»	»	»	0,20	»	0,20
Moutarde	»	»	»	»	»	»	»	0,80	»	0,80
Shōyn	»	»	»	»	»	»	»	0ᵍ20	0ᵍ50	0ᵍ70
Vinaigre	»	»	»	»	»	»	»	0ᵍ10	0ᵍ30	0ᵍ40
Ail (*Sesamum Orientale*)	»	»	»	»	»	»	»	»	0ᵍ10	0ᵍ10
Sel	»	»	»	»	»	»	»	5,00	45,00	50,00
Graisse	»	»	»	»	»	»	»	»	10,00	10,00

(1) Le *momme* = 58 grains Troy, soit 3ᵍʳ,698, et le *gŏ* = 5 1/10 onces, soit 153ᵍʳ,647.

H. Gillet. — Form. des régimes.

Tableau d'allocation en nourriture par tête à bord d'un navire en marche.

	DIMANCHE.	LUNDI.	MARDI.	MERCREDI.	JEUDI.	VENDREDI.	SAMEDI.	AROMATES à table.	AROMATES à la cuisson.	TOTAL.
	momme.	momme.	momme.	momme.	momme.	momme.	momme.	momme.	momme.	momme.
Biscuit	100,00	100,00	100,00	100,00	100,00	100,00	100,00	»	»	700,00
Pain	»	»	»	»	»	»	»	»	»	»
Viande conservée	40,00	40,00	40,00	40,00	40,00	40,00	40,00	»	»	280,00
Poisson conservé	40,00	40,00	40,00	40,00	40,00	40,00	40,00	»	»	280,00
Viande avec os	»	»	»	»	»	»	»	»	»	»
Poisson avec arêtes	»	»	»	»	»	»	»	»	»	»
Riz	50,00	50,00	50,00	»	50,00	50,00	50,00	»	»	300,00
Fèves	20,00	»	20,00	30,00	20,00	»	20,00	»	»	110,00
Farine de blé	»	30,00	»	30,00	»	30,00	»	»	10,00	100,00
Légumes secs	25,00	20,00	25,00	25,00	25,00	20,00	25,00	»	»	165,00
Légumes frais	»	»	»	»	»	»	»	»	»	»
Fruits secs	»	7,00	»	»	»	7,00	»	»	»	14,00
Thé	1,00	1,00	1,00	1,00	1,00	1 00	1,00	»	»	7,00
Orge mondée	2,00	2,00	2,00	2,00	2,00	2,00	2,00	»	»	14,00
Sucre	8,00	15,00	8,00	8,00	8,00	14,00	8,00	»	10,00	80,00
Poivre	»	»	»	»	»	»	»	0,30	0,20	0,50
Moutarde	»	»	»	»	»	»	»	1,00	0,50	1,50
Shoyn	»	»	»	»	»	»	»	0g20	0g50	0 70
Vinaigre	»	»	»	»	»	»	»	0g10	0g30	0 40
Ail (*Sesamum Orientale*)	»	»	»	»	»	»	»	»	0g15	0 15
Sel	»	»	»	»	»	»	»	5,00	45,00	50,00
Graisse	»	»	»	»	»	»	»	»	20,00	20,00

ARTICLE VII. — RÉGIME DES RELIGIEUX.

BASE. — La vie calme et contemplative du religieux s'accorde avec une sobriété extrême. Aussi certains ordres peuvent se contenter d'un régime très restreint.

Régime de la Grande-Chartreuse. — Voici à titre d'exemple le régime de la Grande-Chartreuse, d'après les renseignements directs, puisés à la source même.

COMPOSITION. — C'est un régime *végétarien type*.

Boissons : Eau et vin, lait.

Viande : *Jamais de viande*, même en cas de maladie.

Œuf, beurre.

Légumes.

Pendant le carême, tous les vendredis de l'année et à certains autres jours, abstinence d'œuf et de lait.

MODE D'ADMINISTRATION. — 1º Depuis Pâques jusqu'au 14 septembre, deux repas par jour.

2º Depuis le 14 septembre jusqu'à Pâques, un seul repas, vers 11 heures.

Facultativement, à 5 heures, goûter.

Pain et vin.

EFFETS. — Avec ce régime bien strict, les Chartreux se nourrissent d'une façon que l'expérience déjà longue démontre suffisante.

Au point de vue des maladies et de la longévité, il n'y a rien de particulier à noter.

Régime des trappistes. — Fonssagrives (1) nous donne le résumé d'un régime analogue, celui des Trappistes de l'abbaye de Notre-Dame-de-Grâce, à Bricquebec (Manche).

COMPOSITION. — Il est peut-être encore plus strict, comme le prouve sa composition :

Boissons : Cidre, 500 centimètres cubes.

Aliments. — *Pain*, 370 grammes, auquel on peut ajouter des *pommes de terre*.

Soupe sans graisse, ni beurre, ni huile, mais avec lait à certaines époques seulement.

Racines ou légumes cuits à l'eau.

Viande, poisson, beurre, œuf, JAMAIS.

Huile pour la salade.

Fruits cuits ou crus.

Raves.

Jamais de fromage.

Un point ; c'est tout.

MODE D'ADMINISTRATION. — Comme pour les Chartreux, aux mêmes époques, un ou deux repas.

EFFETS. — Quelquefois tendance à l'obésité et coloration de la face.

ARTICLE VIII. — RÉGIME DE LA GROSSESSE.

BASE DU RÉGIME. — Se nourrir, suffire, en plus, au développement du fœtus, telle est la règle que doit suivre la femme grosse, au point de vue du régime alimentaire.

Dans les indications qu'on doit lui fournir au

(1) Fonssagrives, *Hygiène alimentaire*, 3ᵉ édit. 1881.

sujet de la direction de son alimentation doit donc entrer une double préoccupation, celle de la mère et celle de l'enfant.

Il faut des albuminoïdes et des phosphates.

COMPOSITION. — Le régime de la grossesse comprend un régime mixte, bien dirigé, mais sans prescription bien spéciale.

ADMINISTRATION. RATION. — La femme enceinte a besoin d'une ration forte, mais sans exagération ; il ne faut pas, comme le dit le public, qu'elle mange pour deux.

Comparée à celle de l'homme, la ration de la femme se réduit à :

Albuminoïdes	90 grammes
Graisse	40 —
Hydrates de carbone	400 —

Dans la grossesse, cette ration doit subir une augmentation, mais toutefois légère, car si la femme doit fournir aux tissus du fœtus, elle est par contre, en raison de son état même, moins active.

ARTICLE IX. — RÉGIME DES NOURRICES.

BASE DU RÉGIME. — La mère ou la nourrice doit non seulement fournir à son entretien vital, parfois même à sa croissance, si elle est très jeune, mais encore prendre les aliments nécessaires au bon fonctionnement de la glande mammaire. Elle a donc besoin d'un régime substantiel.

Composition. Ration. — D'après Constantin Paul, à la crèche de l'hôpital de la Charité, on donne aux nourrices :

Boissons : Vin coupé d'eau, ou bière.

Pain : 450 à 500 grammes.

Petit déjeuner..	Lait...............	125 gr.
Déjeuner (midi).	Soupe maigre......	0^{lit},30
	Viande cuite.......	100 gr.
	Farineux..........	0^{lit},15
Dîner (soir)	Soupe grasse.......	0^{lit},30
	Légumes farineux..	0^{lit},15
	ou 2 œufs.	
	Riz...............	0^{lit},30

A interdire : Choux, boissons alcooliques fortes.

Se méfier parfois : Oseille, cresson, moules.

En général on doit ainsi comprendre l'alimentation de la femme nourrice :

1° *Elle doit conserver son mode habituel d'alimentation tant pour les solides que pour les liquides ;*

2° *Elle doit seulement corriger les fautes d'hygiène alimentaire qu'elle pouvait commettre auparavant.*

CHAPITRE III

RÉGIME SELON LES CLIMATS

Régime alimentaire en France. — Le mode d'alimentation varie dans un même pays du Nord au Sud. On ne se nourrit pas de même façon dans l'Artois et en Provence.

Régime alimentaire à l'étranger. — Il y a encore une différence plus tranchée pour la manière de se nourrir entre les différents peuples du globe.

Les variantes dans la nature des aliments, dans la manière d'apprêter les aliments, même si les aliments sont identiques, s'accentuent encore plus dans ces conditions.

Régime de l'Européen aux colonies. — Pour l'Européen qui doit séjourner dans les colonies, il y a intérêt à connaître ces détails, mais surtout à savoir comment se diriger d'une façon hygiénique.

Base du régime. — Les Européens qui doivent vivre dans les colonies et plus particulièrement dans les pays tropicaux doivent au point de vue de leur alimentation se soumettre à certaines règles, sans lesquelles ils ne sauraient opposer une résistance suffisante aux affections diverses qui les menacent.

L'Européen, par suite de son séjour dans les contrées chaudes, voit en général ses fonctions digestives s'affaiblir et un certain état anémique s'établir. S'il ne réagit pas, c'est un terrain favorable tout préparé pour les maladies.

On comprend que la présence de maladies infectieuses, malaria, fièvre jaune, peut dicter des indications particulières ; mais il y a des principes généraux valables pour la généralité des cas et qui s'appliquent aux conditions diverses.

Dans les pays chauds, le régime représente pour

un européen un bon moyen d'augmenter sa résistance aux divers miasmes qui le menacent.

COMPOSITION. — Autant que possible, l'Européen ne doit pas passer brusquement de son régime ordinaire à un régime composé de mets exotiques. Il doit s'abstenir des aliments trop éloignés comme goût et comme composition de nos produits nationaux, viande boucanée, etc.

Il devra, au point de vue de la ration, ayant besoin de moins de chaleur, avoir une nourriture moins substantielle et, en dehors de certains produits spéciaux comme celui signalé ci-dessus, il trouvera dans les fruits et les légumes exotiques une alimentation excellente (1).

Boissons. — Pas d'apéritif, et en général *pas de boissons alcooliques* fortes ou sinon gare l'hépatite.

L'alcool, voilà l'ennemi de l'Européen aux colonies.

Eau de source pure non contaminée. L'usage d'une eau non infectée a une extrême importance, sinon au point de vue purement alimentaire, mais à celui de la transmission de la malaria, de la fièvre jaune, du choléra, de la fièvre typhoïde, etc.

La règle doit être de ne jamais boire crue une eau dont on ne connaît pas exactement l'origine et la pureté.

En cas de doute, eau filtrée au filtre Chamberland et faute de filtre, eau bouillie ou stérilisée,

(1) Voyez Fonssagrives, *Traité d'hygiène navale*, 2ᵉ édition, Paris, 1877.

L'usage du thé, si répandu en Asie, n'a pas d'autre raison. Les indigènes ont trouvé naturellement ce que l'hygiène confirme. C'est pourquoi on a raison de faire usage d'infusions, particulièrement du thé, du café ou des plantes exotiques comme l'ayapana, le maté, etc.

Décoction de houblon, de menthe, d'anis, lait frais, Képhir, Koumis. Vins généreux, mais en quantité *trés modérée*.

Eaux minérales à minéralisation faible ; les eaux gazeuses et les boissons glacées surtout ne devront être prises que par exception, sous peine de voir augmenter l'atonie stomacale et de préparer les troubles digestifs.

Pain. — Habituel aux Européens, blanc ou bis, mais bien levé, bien cuit, au besoin repassé au four ou grillé.

Viandes d'animaux, semblables à ceux de nos contrées ; le bœuf, le mouton se trouvent partout, le porc est de digestion plus difficile, le gibier sera consommé peu faisandé.

Poissons. — Tous les poissons comestibles des pays qu'on habitera, sauf ceux réputés malsains, comme certains poissons des mers de Chine.

Légumes. — Ceux de France, s'il y en a de frais, soit autrement de conserve (1) ; avoir recours en outre aux légumes du pays.

Condiments. — Leur usage est inutile, l'abus peut être fort nuisible.

(1) Voy. J. de Brevans, *Les conserves alimentaires.* Paris, 1896.

Fruits. — Éviter les fruits qu'on ne peut éplucher, au moins les laver. Certains fruits, à tort ou à raison, ont une mauvaise réputation, s'en abstenir.

Fruits cuits ; préférer aux fruits cuits les compotes ou les marmelades.

Mode d'administration, ration. — Repas, 3 par jour :

Petit déjeuner, le matin, de bonne heure, à la fraîche.

Déjeuner, à 11 heures, et même plus tôt, avant la chaleur torride. Trois services : hors-d'œuvre, viande, légumes, etc., plus le dessert.

La sieste s'impose dans les contrées chaudes.

Diner, sobre et tardif, à la fraîche. Composition analogue à celle du déjeuner.

Ration. — Pour la ration et les autres détails, voir *Régime des marins*, page 150 et suivantes et plus spécialement pages 158 et 159 pour les suppléments à accorder pour les pays d'extrême orient.

TROISIÈME PARTIE

LES RÉGIMES ALIMENTAIRES A L'ÉTAT DE MALADIE

Si le choix des aliments et la fixation de la ration ont leur importance pour l'homme bien portant, cette importance s'accroît encore pour l'homme malade.

La bonne direction donnée à l'alimentation peut contribuer puissamment au rétablissement de la santé. Aussi le praticien doit-il donner toute son attention à cette partie des connaissances médicales.

RATION. — Pour établir le régime alimentaire approprié à la nourriture des malades, il faut d'abord s'occuper de la ration journalière nécessaire dans les différents cas et variable avec les périodes morbides et la capacité digestive du sujet aux différents moments de la maladie, ainsi que du rapport à observer entre les différentes substances.

Mais cela ne suffit pas.

On doit en outre tenir compte de quelques circonstances, déjà non négligeables pour l'individu bien portant, la *digestibilité des aliments*, *l'ali-*

mentation sous le plus petit volume, le genre d'apprêt des aliments, mais encore bien plus importantes pour le malade.

DIGESTIBILITÉ DES ALIMENTS. — La digestibilité des aliments constitue un point capital.

Si le sujet sain peut parfois, sans grand inconvénient et par suite d'habitudes prises, faire usage d'aliments relativement indigestes dans la vie journalière, l'homme malade doit se les interdire.

On a dressé des tableaux de la digestibilité des principaux aliments.

Au premier rang, viennent les œufs peu cuits, les viandes rôties; au dernier rang, la viande de bœuf bouillie, les œufs durs, la charcuterie. Il y a cependant des exceptions : dans une expérience physiologique, les tripes à la mode de Caen disparaissaient rapidement de l'estomac.

Les listes qu'on a publiées n'ont qu'une valeur relative, quoique réelle; il faut prendre en considération les idiosyncrasies. Certains aliments sont facilement digérés par les uns qui le sont difficilement par d'autres.

Les menus dictés par le médecin pour satisfaire aux régimes alimentaires ne constituent que des indications fournies aux malades, qui fera lui-même son choix d'après son expérience personnelle et aussi d'après les incitations du moment.

La digestibilité des différents aliments, malgré quelques règles plus ou moins générales, comme on a pu en établir par l'examen de certains sujets à fistule stomacale, comme le Canadien de Beaumont et le malade de M. Ch. Richet, ne reste pas soumise à une loi unique. Il y a bien des bizarreries, bien des irrégularités.

Sans attacher une trop grande importance à certaines idiosyncrasies exceptionnelles de la digestion, il ne faut pas moins les avoir présentes à l'esprit, pour en tenir compte dans la pratique.

Sur cette question délicate, on ne doit négliger aucune source d'information.

La médecine légale, par suite d'autopsies pratiquées sur des cadavres de sujets morts après un repas, peut nous renseigner indirectement.

M. le doyen Brouardel (1) rappelle avoir soigné avec Lasègue une jeune fille qui mourait littéralement d'inanition. On parvint à lui faire garder une côtelette de porc grillé. On continua ce régime avec succès trois mois durant.

A côté d'assertions hasardées qu'on a crues plus solides, on peut, de par la médecine légale, tabler sur quelques faits précis.

Voici les remarques que M. Brouardel fait à ce sujet :

Le riz reste très longtemps dans l'estomac ; dix à douze heures après qu'il a été ingéré, on peut en retrouver.

L'alcool passe très vite.

Le café passe de même. Dans une autopsie faite très peu de temps après l'absorption de cette boisson, on ne peut même pas caractériser les traces de caféine par les réactifs chimiques ou autres.

Le vin blanc séjourne peu.

(1) Brouardel, *la Pendaison*, Paris, 1897.

Le vin rouge se retrouve, grâce à sa matière colorante.

La viande a quitté l'estomac deux ou trois heures après son ingestion.

Aprés un repas, composé de deux œufs, d'un beefsteak et de pommes de terre frites, pris deux à trois heures avant la mort, on constate, à l'examen cadavérique, chez un individu à estomac normal, la disparition de la viande, mais la présence des œufs et de quelques pommes de terre.

Pour dresser un catalogue de digestibilité des principaux aliments, certains auteurs se sont adressés à l'expérimentation directe. Ils ont fait ingérer certaines substances et ont vidé l'estomac au bout d'un temps déterminé.

C'est ainsi qu'en Allemagne, Leube et plus récemment Penzold ont constitué une série de quatre régimes. Du premier au quatrième de ces régimes, les aliments ont une digestibilité moindre.

Le premier régime comprend des aliments dont l'estomac, à l'état normal, se débarrasse rapidement, le quatrième des substances qui restent longtemps à l'intérieur de l'organe.

Régimes de Leube. — *Premier régime.* — Bouillon.

Viande dissoute (par le procédé de Leube-Rosenthal).

Lait.

Œufs crus.

Biscuit.

Gâteaux anglais (sans sucre, variété Albert).

Eau.

Eaux gazeuses naturelles.

Deuxième régime. — Cervelle de veau bouillie.

Ris de veau bouilli.

Poulet bouilli (jeune et sans la peau).

Pigeon bouilli.

Potage au tapioca.

OEufs à la neige.

Troisième régime. — Bœuf cru (finement haché).

Jambon cru (finement haché).

Beefsteak (cuit superficiellement dans du beurre frais).

Filet en pulpe.

Purée de pommes de terre.

Pain blanc rassis.

Café et thé au lait.

Quatriéme régime. — Poule rôtie.

Pigeon rôti.

Chevreuil, perdreau rôtis.

Rosbif froid.

Rôti de veau.

Saumon cuit à l'eau.

Macaroni.

Purée de riz.

Épinards finement hachés.

Asperges.

Pommes cuites à la vapeur.

Vin blanc et vin rouge très étendus.

Régimes de Penzold. — *Premier régime.* — Bouillon, 250 grammes, préparé avec de la viande de bœuf maigre, peu ou pas salée, cuisson lente.

Lait de vache, 250 grammes, bien bouilli ou stérilisé, lait non écrémé (quelquefois avec adjonction d'un tiers d'eau chaude, au besoin avec un peu de thé).

Œufs, 1 ou 2 crus, ou seulement chauffés, frais. Les œufs crus seront délayés dans du bouillon pas trop chaud.

Solution de viande, 30 à 40 grammes de solution de Leube-Rosenthal, n'ayant qu'une faible odeur de bouillon. A prendre par cuillerées à café ou mélangée à du bouillon.

Gâteau anglais (Albert) 6, sans sucre, secs, mais bien mâchés et bien insalivés.

Eau, 125 grammes, eau ordinaire ou eau gazeuse naturelle faiblement chargée d'acide carbonique.

Deuxième régime. — Cervelle de veau, 100 grammes, bouillie, dépouillée de ses enveloppes, cuite de préférence dans du bouillon.

Ris de veau, 100 grammes, bouilli, bien épluché, cuit dans du bouillon.

Pigeon, un, bouilli, jeune, sans peau, ni tendons, etc.

Poulet de la grosseur d'un pigeon. Pas de poulet gras. Mêmes recommandations.

Viande de bœuf crue, 100 grammes, finement hachée avec un peu de sel, dans le filet, à manger avec des gâteaux.

Saucisses de bœuf crues, sans assaisonnement, légèrement fumées.

Tapioca, 30 grammes avec de la purée de riz.

Troisième régime. — Pigeon cuit dans du beurre frais, jeune, sans sauce.

Poulet cuit dans du beurre frais, jeune, sans sauce.

Bifteck, 100 grammes avec du beurre frais, à moitié cuit à l'anglaise, filet bien battu, sans sauce.

Jambon, 100 grammes, cru, finement haché, légèrement fumé.

Pain au lait, 50 grammes.

Biscuit ou brezel.

Pommes de terre, 50 grammes en purée.

Choux-fleurs, 50 grammes, cuit dans l'eau salée ; n'employer que la fleur.

Quatrième régime. — Chevreuil, 100 grammes, rôti, sans sauce relevée.

Perdreau rôti, sans lard, sans peau ni tendons.

Rosbif, 100 grammes, cuit rosé, battu, chaud ou froid.

Veau, 100 grammes, rôti.

Brochet, carpe, truite, 100 grammes, cuit dans l'eau salée, sans assaisonnement ; enlever les arêtes avec soin.

Caviar, 50 grammes, cru, peu salé (caviar russe.)

Asperges, 50 grammes, bouillies, les parties tendres seulement, avec du beurre peu fondu.

Riz, 50 grammes, en purée, bien cuit.

Œufs brouillés, deux œufs, avec beurre frais et sel.

Omelette soufflée, deux œufs avec 20 grammes de sucre ; doit être bien soulevée ; à manger de suite.

Compote de fruits, 50 grammes, fraîchement

cuits à l'eau ; dépouillée des pelures et des noyaux.

Vin rouge, 100 grammes, Bordeaux léger ou vin analogue légèrement chauffé.

Ces listes de digestibilité décroissante des aliments méritent une sérieuse attention par suite de leur concordance. Elles nous serviront de guide lorsqu'il s'agira d'adapter un régime à l'état des fonctions digestives d'un individu dans des conditions données. Elles permettent de graduer les régimes et de passer de l'un à l'autre selon les améliorations constatées.

Nous les retrouverons du reste, et nous les utiliserons, lorsque nous nous occuperons d'un des points les plus importants de l'étude des régimes, de l'alimentation des dyspeptiques. (Voir p. 271 pour les détails culinaires.)

La sélection des aliments n'en préside pas moins à l'établissement des régimes généraux à l'état de maladie.

Elle a servi de base à la confection des règlements administratifs sur la matière.

ALIMENTATION SOUS LE PLUS PETIT VOLUME. — A côté de la question de digestibilité plus ou moins grande des aliments, le médecin doit recommander les substances qui offrent le moins de déchet et dont la digestion laisse le moins de résidu possible. Ceci répond à la condition de nourrir avec le plus petit volume possible d'aliment.

Il n'y a pas ainsi d'irritation des organes digestifs par les véritables corps étrangers que sont les parties non digestives des produits ingérés.

Par exception on peut rechercher une certaine

irritation au moyen d'une nourriture un peu grossière, c'est le cas d'employer le pain de son par exemple. Il n'y a pas non plus déperdition de sucs digestifs, qui sans cela imprègnent sans distinction ce qui peut se digérer et ce qui ne lé peut pas.

C'est ainsi que le malade aura tout avantage à se nourrir d'œufs, de lait, de crème, de beurre, la question préalable de pureté et de fraîcheur résolue.

C'est ainsi que les morceaux exempts de parties fibreuses, les filets, les côtelettes, doivent être préférés aux bas morceaux.

GENRE D'APPRÊT DES ALIMENTS. — Il y a aussi à distinguer le genre d'apprêt qu'ont subi les aliments. Une purée de pommes de terre ne se comporte pas en général comme des pommes de terre frites, des œufs à la coque mollets comme des œufs sur le plat.

Certaines préparations sont destinées spécialement aux malades, comme les viandes hachées, moulues, râpées.

RÉGIMES GÉNÉRAUX ET RÉGIMES SPÉCIAUX. — Selon les circonstances, on peut établir au point de vue de l'alimentation deux grandes catégories de régimes.

1º les *régimes généraux*, qui s'appliquent d'une façon égale à la généralité des malades. Ils servent de base à l'établissement des régimes dans les hôpitaux et hospices.

2º les *régimes spéciaux* ou *particuliers*, qui s'adressent d'une façon plus directe à tels ou tels cas de maladie bien définis.

Qu'ils soient généraux ou particuliers, les régimes alimentaires à l'état de maladie dérivent des régimes alimentaires à l'état de santé.

CHAPITRE PREMIER

RÉGIMES GÉNÉRAUX A L'ÉTAT DE MALADIE.

BASE DES RÉGIMES GÉNÉRAUX A L'ÉTAT DE MALADIE. — Pour fixer ces régimes, on divise, un peu arbitrairement, les différents malades en différentes catégories selon la nécessité ou la possibilité d'une alimentation plus ou moins forte.

Cette diversité de ration ne va pas sans une diversité dans le choix des aliments eux-mêmes. On distingue un certain nombre de degrés ou une certaine quantité de portions, selon les établissements.

Dans certaines affections, le malade peut s'alimenter comme à l'état normal; il reçoit une quantité proportionnellement assez grande d'aliments, correspondant à une ration d'entretien, et les substances, dans les hôpitaux, diffèrent peu des substances vulgairement employées à la nourriture journalière des gens bien portants.

Puis viennent des régimes intermédiaires où la qualité des aliments le cède à la quantité. On compose le plus souvent une échelle de deux degrés pour les malades plus ou moins en état de manger.

On réserve la diète aux fébricitants. Aujourd'hui on s'abstient absolument de la diète vraie et l'on s'en tient à la diète relative, limitée aux seuls solides. On use largement des liquides, très utiles et comme aliments et comme éliminateurs.

COMPOSITION DES RÉGIMES GÉNÉRAUX. — Pour se rendre un compte exact des façons d'alimenter les malades, lorsqu'une raison spéciale n'exige pas une nourriture particulière, mais seulement appropriée aux besoins et à la puissance digestive du patient, nous allons fournir une série de documents puisés aux sources officielles, d'après les règlements des hopitaux tant civils que militaires.

ARTICLE 1er. — RÉGIMES ALIMENTAIRES DANS LES HOPITAUX CIVILS.

Les hôpitaux civils ont adopté des régimes dont la fixation permet le fonctionnement régulier de ces établissements.

Régimes alimentaires des hôpitaux civils parisiens.

Les malades à la diète absolue ne reçoivent aucun aliment, ni bouillon, ni aucune espèce de boisson alimentaire.

Les malades à la diète simple ou au bouillon reçoivent, pour 24 heures, 4 bouillons gras de 25 centilitres.

Les malades aux potages reçoivent, pour 24 heures. Bouillons gras : 2 de 25 centilitres. — Potages gras : 2 de 30 centilitres. — Vin : hommes, 12 centilitres : femmes, 9 centilitres.

Les malades au 1ᵉʳ degré reçoivent en aliments préparés, savoir :

Pour la journée : Pain blanc : hommes, 12 déc. ; femmes, 10 déc.

Vin : hommes, 24 centilitres ; femmes, 18 centilitres.

Distribution avant la visite : Lait : 25 centilitres.

Repas du matin : 1° Potage gras : 30 centilitres. 2° Viande rôtie : 6 déc.

Repas du soir : 1° Potage gras : 30 cent.

2° Volaille *ou* viande rôtie : 6 déc. ; *ou* poisson : 8 déc. : *ou* œuf frais : 1 (nombre).

Les malades au 2ᵉ degré reçoivent en aliments préparés, savoir :

Pour la journée : Pain blanc : hommes, 24 déc. ; femmes, 20 déc.

Vin : hommes, 24 cent. ; femmes, 18 cent.

Distribution avant la visite : Soupe maigre : 30 cent.

Repas du matin : 1° Viande rôtie *ou* ragoût de menu : 6 déc.

2° Œufs frais : 1 œuf ; *ou* pruneaux : 9 cent. ; *ou* riz au lait : 10 cent. ; *ou* fruits cuits : 10 déc.

Repas du soir : 1° Soupe grasse : 30 cent.

2° Viande bouillie : 6 déc. ; *ou* poisson : 8 déc.

3° Légumes de saison : 8 cent. ; *ou* pommes de terre au lait : 12 cent.

Les malades au 3ᵉ degré reçoivent en aliments préparés, savoir :

Pour la journée : Pain blanc : hommes, 36 déc. ; femmes, 30 déc.

Vin : hommes, 36 déc. ; femmes, 27 cent.

11.

Distribution avant la visite : Soupe maigre : 30 cent.

Repas du matin : 1° Viande rôtie : 6 déc. ; *ou* abats : 8 déc. ; ou bouilli accommodé : 6 déc.

2° Légumes secs : 12 cent. ; *ou* légumes de saison : 12 cent. ; *ou* œufs accommodés : 1 et demi (nombre).

Repas du soir : 1° Soupe grasse : 30 cent.

2° Viande bouillie : 9 déc. ; *ou* poisson : 12 déc.

3° Légumes frais : 12 cent. ; *ou* pommes de terre : 18 cent. ; *ou* riz au gras ou au lait : 15 cent.

Les malades au 4° degré reçoivent en aliments préparés, savoir :

Pour la journée : Pain blanc : hommes, 48 déc. ; femmes, 40.

Vin : hommes, 48 cent. ; femmes, 36 cent.

Distribution avant la visite : Soupe maigre : 30 cent.

Repas du matin : 1° Viande rôtie : 9 déc. ; *ou* abats : 12 déc. ; *ou* bouilli accommodé : 9 déc.

2° Légumes secs : 15 cent. ; *ou* légumes de saison : 16 cent. ; *ou* œufs accommodés : 2 (nombre).

Repas du soir : 1° Soupe grasse : 30 cent.

2° Viande bouillie : 12 déc. : *ou* poisson : 16 déc.

3° Légumes frais : 16 cent. ; *ou* pommes de terre : 24 cent. : *ou* riz au gras ou au lait : 20 cent.

Les malades entrants ne comptent pas pour les vivres le jour de leur entrée. Cependant, ceux qui seront jugés en état de manger recevront, sur bons particuliers : Soupe grasse : 30 cent. — Pain : hommes, 12 déc. : femmes, 10 déc. — Vin : hommes, 12 cent. ; femmes, 9 cent. — Viande bouillie : 6 déc.

Les malades sortants reçoivent la moitié du pain et du vin alloués aux malades à quatre portions, une soupe maigre de 30 cent., et le repas du matin.

Prescriptions exceptionnelles. — Les malades aux bouillons, aux potages du 1er et du 2e degrés, pourront être soumis au régime lacté.

Ce régime lacté sera *intégral* ou *partiel :* l'indication en sera faite au cahier de visite.

Dans le régime intégral, les malades aux bouillons recevront 1 litre de lait en remplacement des bouillons ; les malades aux potages recevront 1 litre 50 en remplacement des bouillons, des potages et du vin.

Cet article est actuellement modifié en ce sens que la quantité de lait délivrée atteint 2 litres et demi et plus.

Dans le régime partiel, le bouillon et le potage ne sont pas remplacés : les malades aux potages recevront seulement 50 cent. de lait en remplacement du vin. Les malades aux 1er et 2e degrés recevront 1 litre de lait en remplacement du vin.

Les malades aux bouillons, aux potages, les malades au 1er et au 2e degré pourront recevoir, à raison de leur état particulier, lorsque le chef de service le jugera convenable, soit une portion de vin de Bordeaux de 12 centilitres pour les hommes, et de 9 cent. pour les femmes, soit une portion d'égale quantité de vin de Bagnols. Cette allocation exceptionnelle pourra être doublée en faveur des malades aux bouillons et aux potages qui auraient subi une grande opération ou qui seraient atteints d'affections très graves.

Ceux des malades du 1er degré que les chefs de service jugeraient en avoir besoin, à raison de leur état particulier, pourront recevoir, à titre de remplacement, une portion de légumes *ou* d'œufs frais, au lieu de viande rôtie *ou* de poisson.

Prescriptions extraordinaires. — Les prescriptions extraordinaires ne pourront être admises qu'en faveur des faméliques, des diabétiques, etc.

Régimes des hôpitaux civils anglais.

A *Saint George's Hospital*, à Londres, le régime est ainsi gradué : 1° *extra diet*, alimentation très copieuse qui ne se donne guère qu'aux gens presque valides ; 2° *ordinary diet* ; 3° *fish diet* ou régime de poisson ; 4° *fever diet* ; 5° *broth diet* ou régime de bouillon ; 6° *milk diet* ou régime lacté.

A *Guy's Hospital*, à Londres, il existe cinq régimes : 1° *full diet* (régime entier) ; 2° *middle diet* (régime moyen) ; 3° *low diet* (régime ténu) ; 4° *milk diet* (régime lacté) ; 5° *fever diet* (régime de fiévreux).

Dans certains hôpitaux, où le thé n'est pas réglementaire, les malades peuvent s'en procurer à leurs frais.

Le beurre est fourni presque à volonté.

Les médecins ont une sorte de pouvoir discrétionnaire pour augmenter la ration et donner des suppléments de boissons ou d'aliments solides.

Les enfants au-dessous de 9 ans sont mis à la demi-ration.

Régimes des hôpitaux civils belges (d'après Fr. Scohy).

Hôpital de Bavière à Liège.

1° *Diète absolue* : Boissons seulement.

2° *Diète simple.*

Bouillon avec 40 gr. de pain....	250 grammes.	
Soupe maigre..................	250	—
Lait.........................	250	—
Œuf ou pruneau, beurrée.......	80	—

3° *Régime des aliments solides.*

		4/4	3/4	1/2	1/4
Dé- jeuner à 7 h.	Café au lait.......	50 cl.	40 cl.	30 cl.	25 cl.
	Pain mêlé........	160 gr.	130 gr.	100 gr.	80 gr.
	Beurre..........	10 gr.	10 gr.	10 gr.	10 gr.
Dîner 11h.1/2	Bouillon ou soupe maigre........	50 cl.	40 cl.	30 cl.	25 cl.
	Pain blanc.......	80 gr.	60 gr.	40 gr.	30 gr.
	Viande cuite dé-sossée.........	150 gr.	125 gr.	90 gr.	50 gr.
	Pain mêlé........	160 gr.	130 gr.	100 gr.	50 gr.
	Bière...........	50 cl.	40 cl.	30 cl.	30 cl.
	Légumes préparés.	450 gr.	350 gr.	250 gr.	150 gr.
Goûter 2 h. 1/2	Café au lait.......	50 cl.	40 cl.	30 cl.	25 cl.
	Pain mêlé........	160 gr.	130 gr.	100 gr.	80 gr.
	Beurre..........	10 gr.	10 gr.	10 gr.	10 gr.
Souper 4 h. 1/2	Soupe maigre....	50 cl.	40 cl.	30 c.	25 cl.
	Pain blanc.......	80 gr.	60 gr.	40 gr.	30 gr.
De 2 à 10 ans, demi-ration.					

Régime des hôpitaux civils russes (1).

On distingue 4 portions :

*1*re *Portion* (pour les convalescents). Pain de seigle, 819 gr., mouton, 511 gr., gruau d'avoine ou farine de sarrasin, 136 gr., sel de cuisine, 38 gr., choux, 149 gr., ail 51 gr., kwass, 1229 gr.

*2*e *Portion.* Pain blanc, 614 gr., 1/2 poule avec addition de légumes conservés ou de légumes frais, gruau d'avoine, riz ou semoule, 102 gr., sel de cuisine, 30 gr.

*3*e *Portion.* Pain blanc, 614 gr., gruau d'avoine, riz ou orge perlé, 136 gr.. beurre 12 gr., sel de cuisine, 30 gr.

*4*e *Portion.* Pain blanc, 409 gr., pruneaux, 102 gr., gruau d'avoine, riz, orge perlé ou semoule, 25 gr., cassonnade, 68 gr.

En comparant ces rations aux nôtres, il est facile de voir combien elles diffèrent : les quantités considérables d'aliments indiquées sont en rapport avec la constitution vigoureuse des gens du Nord, avec leurs habitudes alimentaires et aussi la nature moins substantielle des aliments qui entrent dans la composition de leur régime.

ARTICLE II. — RÉGIMES ALIMENTAIRES DANS LES HOPITAUX MILITAIRES ET MARITIMES.

Régimes alimentaires des hôpitaux militaires français.

A tous les degrés du régime alimentaire, le mé-

(1) Foussagrives, *Hygiène alimentaire*, 3e édition. Paris, 1881, p. 374.

decin traitant peut supprimer, sans compensation, l'un des aliments, quand il le juge utile. — Le chocolat, le café au lait et même un potage peuvent être distribués avant la visite du matin sur la prescription du médecin traitant. Cet aliment est accordé sans déduction de l'aliment léger prescrit pour le repas du matin et avec une allocation spéciale, s'il y a lieu, de 25 grammes de pain qui viendra s'ajouter à la portion du jour. — Pour les malades à la diète de pain, on pourra mettre dans le bouillon gras ou maigre, qui leur est prescrit, un ou deux œufs. — Dans les cas spéciaux, des malades à deux portions et au-dessous pourront recevoir un second potage en remplacement d'un aliment. — Le vin et les autres boissons alimentaires sont prescrits séparément et indépendamment des prescriptions alimentaires. Le lait est une boisson alimentaire. — Pour toutes les positions, le régime ordinaire des officiers se compose du régime des soldats auquel on ajoute par distribution : 1° une portion de pain (soit 0 k. 0825) ; 2° deux aliments légers ou particuliers à quatre portions ; 3° deux portions de de fromage pour dessert (soit 0 k. 035). — Il est accordé un aliment en plus aux officiers supérieurs. — Les sous-officiers, dont le régime est le même que celui des soldats, ont droit, dans toutes les positions, à un dessert à deux portions à chaque repas.

Composition du régime alimentaire des sous-officiers et soldats.

RÉGIME ordinaire.	4 PORTIONS.		3 PORTIONS.		2 PORTIONS.	
	Composition.	Quantités.	Composition.	Quantités.	Composition.	Quantités.
Soupe maigre et viande rôtie ou apprêtée au repas du matin. Soupe grasse et viande bouillie au repas du soir.	Pain..........	0k,330	Pain..........	0k,28125	Pain..........	0k1875
	Soupe grasse ou maigre.....	0l,375	Soupe grasse ou maigre.....	0l,375	Soupe grasse ou maigre.....	0l,375
	Viande bouillie, rôtie ou apprêtée, avec ou sans légumes..	0k,140	Viande bouillie, rôtie ou apprêtée, avec ou sans légumes..	0k,105	Viande bouillie, rôtie ou apprêtée, avec ou sans légumes..	0k,070
	Légumes à 4 portions.....	0l,25	Légumes à 4 portions.....	0l,25	Légumes à 2 portions.....	0l,125
VARIÉTÉS...					*ou :* Pain..........	0k1875
					Soupe grasse ou maigre.....	0l,375
					Viande bouillie, rôtie ou apprêtée	0k,070
					Même régime et aliment léger à 2 portions ...	2 P.
					Régime gras sans viande : Pain..........	0k1875
					Soupe grasse ou maigre.....	0l,375
					Légumes ou aliment léger à 4 portions.....	4 P.
					ou : 2 aliments légers à	2 P.
					ou : Même régime avec potage gras remplaçant la soupe matin et soir.	
					Régime maigre : Même régime avec potage maigre ou au lait matin et soir.	

1 PORTION.		1/2 PORTION.		DIÈTE DE PAIN.		DIÈTE absolue.
Composition.	Quantités.	Composition.	Quantités.	Composition.	Quantités.	
Pain...........	0k,09375	Pain..........	0k,04125	»	»	»
Soupe grasse ou maigre...........	0l,375	Soupe grasse ou maigre.....	0l,375	»	»	»
Viande bouillie, rôtie ou apprêtée, avec ou sans légumes...	0k,035			»	»	»
Légumes à 2 portions	0l,125	Légumes à 2 portions.....	0l,125	»	»	»
ou : Pain...........	0k,09375			»	»	»
Soupe grasse ou maigre...........	0l,375	»	»	»	»	
Viande bouillie, rôtie ou apprêtée...	0k,035	»	»	»	»	
ou : Même régime et aliment léger à....	2 P.	*ou :* Pain..........	0k,04125	*Régime gras :* Bouillon ou potage gras.	0k,375	
ou : Même régime et côtelette en remplacement de viande à l'un des deux repas.		Soupe grasse ou maigre.....	0l,375	Et aliments légers à	4 P.	
Régime gras sans viande : Pain...........	0k,09375	Et légumes ou aliment léger..	4 P.	Ou 2 aliments légers à	2 P.	
Soupe grasse ou maigre...........	0l,375	Ou 2 aliments légers à....	2 P.	*ou :* Bouillon ou potage gras sans aliments légers.		
Légumes ou aliment léger........	4 P.	*ou :* Même régime avec potage gras remplaçant la soupe..	»	*ou :* Aliment léger sans potage à....	4 P.	
ou : 2 aliments légers à.	2 P.	*Régime maigre :* Même régime et potage maigre ou au lait remplaçant la soupe.	»	*ou :* 2 aliments légers à	2 P.	
ou : Même régime avec potage gras remplaçant la soupe matin et soir.		*ou :* Mêmes régimes avec aliments particuliers (gras ou maigre).........	»	*Régime maigre :* Même régime avec potage maigre ou au lait, matin et soir, ou bouillon maigre.		
Régime maigre : Même régime avec potage maigre ou au lait matin et soir.				*ou :* Mêmes régimes avec aliments particuliers (gras ou maigre).		
La côtelette ne peut être prescrite matin et soir que dans la proportion de 1/10e de l'effectif général des malades.				*ou :* Bouillon gras ou maigre, quatre fois par jour.		

Note. — Les potages ne doivent être prescrits que très exceptionnellement aux sous-officiers et soldats en remplacement de la soupe.

Ils pourront être prescrits aux officiers sans exception.

Les malades (sous-officiers et soldats) à 2 portions ne pourront recevoir que des aliments légers de la 1re catégorie.

La côtelette ne peut être prescrite matin et soir que dans la proportion de 1/10e de l'effectif général des malades.

Les potages peuvent être prescrits à deux portions.

Les aliments particuliers ne doivent être prescrits qu'avec une excessive réserve.

La volaille, aliment léger, peut être prescrite à une portion et au-dessous, aux malades au régime gras sans viande ou au régime maigre.

A une portion, demi portion ou à la diète de pain, le bouillon peut être prescrit en remplacement de soupe ou potage (gras ou maigre).

Les aliments légers des deux catégories peuvent être prescrits, sans exception, aux malades à deux portions et au-dessous.

Régime alimentaire dans les hôpitaux militaires thermaux.

Dans les hopitaux militaires thermaux, les soldats malades reçoivent une alimentation choisie.

La ration et la sélection des aliments s'adaptent

à l'état de santé spéciale des hommes ainsi envoyés pour faire une cure minérale.

Les régimes administrativement établis ne forment pas un bloc, leur modification appartient au médecin traitant comme le relatent les observations ci-dessous.

Observations. — A tous les degrés du régime alimentaire, le médecin traitant peut supprimer, sans compensation, l'un des aliments quand il le juge utile.

Pour les malades à la diète, on pourra mettre dans le bouillon gras et maigre qui leur est prescrit un ou deux œufs.

Dans les cas spéciaux, les malades à deux portions et au-dessous pourront recevoir un second potage en remplacement d'un aliment.

Le vin et les autres boissons alimentaires sont prescrits séparément et indépendamment des prescriptions alimentaires. Le lait est une boisson alimentaire.

Les sous-officiers et les gendarmes ont droit, dans toutes les positions, à un dessert à deux portions à chaque repas.

<table>
<tr>
<th rowspan="2">RÉGIME ordinaire.</th>
<th colspan="2">4 PORTIONS.</th>
<th colspan="2">3 PORTIONS.</th>
<th colspan="2">2 PORTIONS.</th>
<th colspan="2">1 PORTION.</th>
<th colspan="2">1/2 PORTION.</th>
<th colspan="2">DIÈTE DE PAIN.</th>
<th rowspan="2">DIÈTE absolue.</th>
</tr>
<tr>
<th>Composition.</th><th>Quantités.</th>
<th>Composition.</th><th>Quantités.</th>
<th>Composition.</th><th>Quantités.</th>
<th>Composition.</th><th>Quantités.</th>
<th>Composition.</th><th>Quantités.</th>
<th>Composition.</th><th>Quantités.</th>
</tr>
<tr>
<td>Soupe maigre et viande rôtie ou apprêtée au repas du matin. Soupe grasse et viande bouillie au repas du soir.</td>
<td>Pain.........
Soupe grasse ou maigre....
Viande bouillie, rôtie ou apprêtée.......
Légumes, 4 portions.</td>
<td>0k,330
0l,375
0k,070
0l,25</td>
<td>Pain.........
Soupe grasse ou maigre....
Viande bouillie, rôtie ou apprêtée.......
Légumes, 4 portions.</td>
<td>0k2475
0l,375
0k,050
0l,25</td>
<td>Pain.........
Soupe grasse ou maigre....
Viande bouillie, rôtie ou apprêtée.......
Légumes, 2 portions.</td>
<td>0k,165
0l,375
0k,070
0k,125</td>
<td>Pain.........
Soupe grasse ou maigre.....
Viande bouillie, rôtie ou apprêtée.......
Légumes, 2 portions.</td>
<td>0k0825
0l,375
0k,035
0l,125</td>
<td>Pain.........
Soupe grasse ou maigre....
»
Légumes, 2 portions.</td>
<td>0k,04125
0l,375
»
0l,125</td>
<td>»
»
»
»</td>
<td>»
»
»
»</td>
<td>»
»
»
»</td>
</tr>
<tr>
<td>VARIÉTÉS....</td>
<td>ou :
Pain.........
Soupe grasse ou maigre.....
Viande bouillie, rôtie ou apprêtée.......</td>
<td>0k,330
0l,375
0k,140</td>
<td>ou :
Pain.........
Soupe grasse ou maigre.....
Viande bouillie, rôtie ou apprêtée.......</td>
<td>0k2475
0l,375
0k,105</td>
<td>ou :
Pain.........
Soupe grasse ou maigre.....
Viande bouillie, rôtie ou apprêtée..
ou :
Même régime et aliment léger à.............
ou :
Régime gras sans viande :
Pain.........
Soupe grasse ou maigre....
Légumes ou aliment léger.
ou :
2 aliments légers à.........
ou :
Même régime avec potage gras remplaçant la soupe matin et soir.
—
Régime maigre :
Même régime avec potage maigre ou au lait matin et soir.</td>
<td>0k,165
0l,375
0k,070

2 P.

0k,165
0l,375
4 P.

2 P.</td>
<td>ou :
Pain.........
Soupe grasse ou maigre.....
Viande bouillie, rôtie ou apprêtée........
ou :
Même régime et aliment léger à...............
ou :
Même régime et côtelette en remplacement de viande à l'un des deux repas.
Régime gras sans viande :
Pain.........
Soupe grasse ou maigre.....
Légumes ou aliment léger..
ou :
2 aliments légers à.........
ou :
Même régime avec potage gras remplaçant la soupe matin et soir.
—
Régime maigre :
Même régime avec potage maigre ou au lait matin et soir...........</td>
<td>0k0825
0l,375
0k,035

2 P.

0k0825
0l,375
4 P.

2 P.</td>
<td>ou :
Pain.........
Soupe grasse ou maigre.....
Et légumes ou aliment léger..
Ou 2 aliments légers à.......
ou :
Même régime avec potage gras remplaçant la soupe.......
—
Régime maigre :
Même régime et potage maigre ou au lait remplaçant la soupe.
ou :
Mêmes régimes avec aliments particuliers (gras ou maigre)..........</td>
<td>0k,04125
0l,375
»
»

»

»</td>
<td>Régime gras :
Bouillon ou potage gras......
Et aliment léger à.........
Ou 2 aliments légers à.......
ou :
Bouillon ou potage gras à 4 P. ou à 2 P. sans aliments légers.
ou :
Aliment léger sans potage à..
ou :
2 aliments légers à.........
—
Régime maigre :
Même régime avec potage maigre ou au lait, matin et soir.
ou :
Bouillon maigre.
ou :
Mêmes régimes avec aliments particuliers (gras ou maigre).
ou :
Bouillon gras ou maigre, 4 fois par jour.</td>
<td>0l,375
4 P.
2 P.

4 P.

2 P.</td>
<td>Les malades à la diète absolue peuvent recevoir, selon la prescription du médecin traitant, du vin ou toute autre boisson alimentaire.</td>
</tr>
</table>

Les malades à la diète absolue peuvent recevoir, selon la prescription du médecin traitant, du vin ou toute autre boisson alimentaire.

Note. — Les potages ne doivent être prescrits que très exceptionnellement aux sous-officiers et soldats en remplacement de la soupe.

Les malades (sous-officiers et soldats) à deux portions ne pourront recevoir que des aliments légers de la première catégorie.

Les aliments particuliers ne doivent être prescrites qu'avec une excessive réserve.

La volaille, aliment léger, peut être prescrite à une portion et au-dessous, aux malades au régime gras sans viande ou au régime maigre.

A une portion, demi-portion et à la diète de pain, le bouillon peut être prescrit en remplacement de soupe ou potage (gras ou maigre).

Les aliments légers des deux catégories peuvent être prescrits sans exception aux malades à deux portions et au-dessous.

Régimes alimentaires dans les hôpitaux maritimes français.

A côté des prescriptions diététiques en vigueur dans les hôpitaux militaires français pour les troupes de terre, on peut mettre en parallèle l'alimentation dans les hôpitaux destinés aux troupes du département de la marine française.

Dans les hôpitaux maritimes, voici les régimes portés au cahier de visite en ce qui concerne la nourriture des malades :

Dénomination des aliments prescrits.

Pain de malades. Portions	entières de		375 gr.
	trois quarts		281,25
	demies		187,50
	quarts		93,75
	Diètes		
	soupes		46,875
	panades		75
Pain d'équipage pour sortants en santé			375

			Officiers.	N.-offic.
Vin	de campagne.... Portions	entières....	345 mill.	230 mill.
		trois quarts.	258,85	172,50
		demies.....	172,50	115
		quarts	86,25	57,50
	blanc.. Portions	entières....	345	230
		trois quarts.	258,75	172,50
		demies.....	172,50	115
		quarts	86,25	57,50
	de Bordeaux.... Portions	entières....	*id.*	
		trois quarts.	*id.*	
		demies.....	*id.*	
		quarts	*id.*	
	de journalier pour sortants en santé		»	115
Bière .... Portions	entières....		»	500
	trois quarts.		»	370
	demies.....		»	250
	quarts		»	120
Lait (comme boisson)......... Portion			»	250
Viande cuite bouillie...... Portions	entières			140 gr.
	trois quarts			105
	demies			70
	quarts			35
Viande rôtie..... Portions	entières			*id.*
	trois quarts			*id.*
	demies			*id.*
	quarts			*id.*

LÉGUMES (frais............) { assaisonnés au bouillon gras avec viande.
pour
malades { — au beurre sans viande.
non-
officiers). (secs...... ....) { — au bouillon gras avec viande.
— au beurre sans viande.

ALIMENTS LÉGERS.
Riz............ { au gras. / au lait.
Vermicelle...... { au gras. / au lait.
Pâtes féculentes. { au gras. / au lait.
Bouillies........ { au gras. / au lait.
Lait .... { pour riz, vermicelle, etc. / pour soupes *ou* bouillies.
Pruneaux.
Pommes cuites.
Œufs (nombre) à la coque — *ou* frits — *ou* en omelettes.

Aliments particuliers pour les officiers ou assimilés (malades) :

VOLAILLE .... { Poules, poulets *ou* canards. / Pigeons.
POISSONS FRAIS .... { à la pièce. / au morceau.
CAFÉ.
CHOCOLAT.
LÉGUMES FRAIS autres que ceux de l'autre part.

(1) Le pain pour la soupe est prélevé sur cette quantité.

(2) Lorsqu'il n'est pas prescrit séparément de pain aux malades.

(3) Lorsqu'elles sont prescrites comme aliments légers.

Régimes alimentaires dans les hôpitaux maritimes japonais.

	N° 1.	N° 2.	N° 3.	N° 4.
	momme.	momme.	momme.	momme.
Pain......................	140,00	120,00	60,00	»
Viande....................	48,00	64,00	»	»
Poisson...................	32,00	32,00	»	»
Riz.......................	40,00	»	50,00	40,00
Farine	10,00	5,00	»	»
Fèves.....................	4,00	»	»	»
Légumes..................	120,00	90,00	60,00	»
Thé......................	1,00	1,00	1,00	»
Orge torréfiée...........	2,00	2,00	2,00	»
Sucre....................	8,00	8,00	8,00	»
Poivre...................	0,03	0,03	0,03	»
Moutarde	0,11	0,11	»	»
Shōyu (genre de sauce)..	11,00	11,00	5,50	»
Vinaigre	2 go	2 go	»	»
Ail (*Sesamum Orientale*).	0,57	0,57	»	»
Sel.......................	5,00	5,00	2,85	1,43
Graisse	2,86	1,43	1,00	»
Lait......................	»	100,00	100,00	200,00
OEuf.....................	»	24,00	36,00	36,00
Soupe....................	»	»	150,00	100,00
Total.............	426,57	466,14	476,38	377,43

Le momme vaut environ 3^{gr},074.

Le 1er degré s'applique aux malades sans lésions corporelles (non alités), comme les vénériens, etc., le 2° degré aux débiles, phtisiques et autres, le

3° degré aux convalescents, le 4° degré aux fiévreux.

CHAPITRE II

RÉGIMES SPÉCIAUX A L'ÉTAT DE MALADIE.

ARTICLE Iᵉʳ. — RÉGIME LACTÉ.

BASE. — Lorsqu'on veut nourrir un malade sans courir le risque que les déchets de la digestion accumulent dans le sang des substances toxiques, on a recours au régime lacté.

Même pratique lorsqu'on doit choisir un aliment d'une digestion facile et lorsqu'on veut avoir le minimum d'irritation sur la muqueuse stomacale, c'est le régime de repos stomacal.

COMPOSITION. — Le régime *lacté intégral* a une composition bien simple : du lait, encore du lait, toujours du lait. Le plus ordinairement on prend le lait naturel ; on peut aussi se servir de lait stérilisé, de lait écrémé, exceptionnellement de képhyr ou de koumis ; on concentre au feu.

Mais au lieu du régime lacté intégral, on se contente quelquefois du *régime lacté mitigé* ou mixte.

ADMINISTRATION. RATION. — Pour correspondre à la ration normale moyenne, il faudrait faire absorber jusqu'à 4 et 5 litres de lait par jour. Le régime lacté ne donne donc qu'une ration d'entretien. Cette ration fournit une quantité trop faible de substances hydrocarbonées, contre un excès de substances grasses et azotées.

Dans 4 litres de lait, il y a

Matières albuminoïdes...	130 gr. au lieu de 110 gr.
» grasses.........	160 gr. — 50 gr.
» hydrocarbonées.	200 gr. — 400 à 500 gr.
Eau...................	3 l. 600 — 2 l. 1/2
Sels..................	24 gr. — 30 gr.

Le plus souvent on ne peut pas atteindre cette quantité. Il ne faudrait même pas l'atteindre.

Le plus souvent on se contente d'une ration de 3 à 4 litres, c'est encore un maximum. Pour un malade au repos ou qui ne fait pas de vrai travail, c'est suffisant.

Lorsqu'on soumet un malade au régime lacté, il faut le renseigner d'une façon précise sur la manière de conduire son alimentation, sous peine de le voir désobéir à nos prescriptions dans un temps très rapproché.

Une fois la ration quotidienne déterminée selon le sexe, l'âge, la condition sociale même du sujet, il reste à lui indiquer comment il prendra son lait.

A son choix, on peut le lui laisser boire froid ou chaud, nature, sucré ou salé. Il y a intérêt à lui dire toutes les manières d'assaisonner son unique aliment.

Dans ce but, on peut permettre quelques gouttes de café pur ou additionné de chicorée, pour aider les fonctions intestinales, de café d'avoine torréfiée, d'orge grillé, de café de Kneipp, de café de gland doux torréfié.

L'addition d'un peu de chocolat, de caramel, rend des services pour rompre la monotonie du régime. Il en est de même de l'eau de fleur d'oranger et au besoin d'une goutte de kirsch, de cognac ou de rhum, mais sans excès. Le képhyr, le koumis rentrent dans les mêmes catégories.

Dans un autre ordre d'idées, lorsque le lait semble difficile à supporter, on le coupe d'un peu d'eau minérale alcaline, eau de Vichy, eau de Vals, ou d'eau de chaux.

Le nombre des repas, c'est-à-dire de prises de lait, varie selon la quantité de lait à prendre à chaque fois; cette quantité dépend un peu du malade et de l'état de ses voies digestives. Vu le nombre de litres de liquide à ingérer, il n'est pas possible de maintenir les heures de repas habituels. On est forcé de fractionner la dose journalière en un certain nombre de fois.

Méthode des doses espacées. — A certains malades, on peut faire prendre d'un coup 1/3 de litre, bien rarement 1/2 litre, et espacer ainsi du matin jusqu'à la nuit les ingestions d'environ deux heures.

On ordonne ainsi une tasse de lait toutes les deux heures. On commence de bonne heure dans la matinée et on cesse tard dans la nuit, au besoin on fait garder une tasse toute préparée pour le courant de la nuit.

Méthodes des doses rapprochées. — Chez d'autres sujets, chez les dilatés stomacaux par exemple, on risque de produire une dilatation plus prononcée si l'on emploie trop de liquide à la fois.

Un malade qui d'ordinaire vide régulièrement son estomac du soir au matin, présentera du clapotage le matin après une ingestion trop copieuse de lait absorbé le soir en se couchant.

Dans ces conditions, on doit fractionner encore plus les prises de lait, pas plus de 200 centimètres cubes, 150 centimètres cubes même à la fois seulement. Comme corollaire au fractionnement, le rapprochement des prises s'impose.

On ordonne 3/4 de verre toutes les heures, avec recommandation de boire lentement, par petites gorgées.

Avec ces précautions, on arrive à faire avaler au malade 2 litres 1/2 à 3 litres de lait dans sa journée, on commence tôt dans la matinée et l'on continue tard dans la nuit.

Dans quelques cas exceptionnels, on a recours au gavage qui triomphe de la répugnance et qui arrive parfois à ce résultat que le malade préfère boire son lait lui-même que de se le faire ingurgiter à la sonde.

Effets. — Par la quantité d'eau qu'il introduit dans l'organisme, le lait *élève la tension vasculaire*, d'où comme conséquence la diurèse.

D'après MM. A. Mathieu et Ch. Treheux (1), « L'ingestion du lait élève notablement la quantité d'acide excrété par les urines; cela est dû sans doute à ce que le lait donne rapidement naissance, dans l'estomac, à une notable quantité d'acide lactique, et que cet acide se trouve rapidement entraîné vers le rein, en vertu même de l'augmentation de la diurèse. »

(1) Mathieu et Treheux, *Archives générales de médecine*, 1895, p. 526.

L'absorption du lait aboutit encore à un autre résultat, la toxicité urinaire diminue, ou bien après une première période d'augmentation qui représente une phase de lavage, la baisse s'établit, parce que la toxicité sanguine est amoindrie.

Si le lait diminue les toxines urinaires, il diminue aussi la toxicité du contenu intestinal.

Le lait restreint le nombre des microbes de l'intestin.

INCONVÉNIENTS. — A côté des avantages incontestables et considérables qu'on peut retirer du régime lacté exclusif, il ne faut pas céler quelques-uns des inconvénients.

Au début du régime lacté, il peut parfois se produire un peu de diarrhée, bientôt remplacée par de la constipation, ou plutôt par la diminution de quantité de matières fécales.

INTOLÉRANCE. — Un des inconvénients encore assez fréquent du régime lacté, lorsqu'on est obligé de le prolonger pendant quelque temps, est l'intolérance. Elle peut avoir plusieurs causes :

1° *Intolérance buccale*. — Lorsqu'il y a intolérance buccale, on se heurte bientôt au refus opposé par le malade à la continuation de la prescription, par suite d'un dégoût invincible.

Dans cette occurrence, il ne nous reste qu'à nous ingénier à trouver une manière d'accommoder le lait de façon à le faire à nouveau accepter par le malade.

Assez souvent on devra concéder quelques adjonctions d'aliments au lait et transformer le régime lacté intégral en régime mitigé ou mixte.

C'est ainsi qu'on tolérera comme substances à incorporer au lait les farines, les semoules, les pâtes alimentaires.

On devra aussi penser à nettoyer la bouche et les dents qui retiennent des parcelles de lait coagulé qui affadissent le goût.

Un gargarisme additionné de quelques gouttes d'eau dentifrice, d'alcoolat de menthe ou d'anis, de teinture de pyrèthre ou de benjoin, ramènera parfois à nouveau, sans autre subterfuge, l'appétence perdue du lait.

2° *Intolérance gastrique.* — D'autres fois le patient avale volontiers son lait sans dégoût, mais l'aliment provoque des troubles gastriques, gaz, nausées, vomissements, vertiges, douleurs, etc.

On peut, en pareil état de choses, se livrer à une série de tâtonnements et parvenir à découvrir empiriquement la meilleure manière de présenter le lait pour qu'il soit digéré sans troubles.

Plus rapidement on pourra par une analyse du suc gastrique se rendre compte du fonctionnement de l'estomac et fixer aussi la règle à suivre. S'il y a hyperchlorhydrie, on donne le lait additionné d'alcalins, carbonate de soude, craie, magnésie; s'il y a hypoacidité, il y a avantage à conseiller le koumis, le képhyr. Ou bien on accompagne la prescription du régime lacté d'une prescription pharmaceutique.

3° *Intolérance intestinale.* — Cette catégorie d'intolérance, traduite par de la diarrhée, se voit plutôt au début. Si elle persistait, malgré le fractionnement des doses, le sous-nitrate de bismuth ou le naphtolate de bismuth ramènerait la tolérance.

On aura plutôt à combattre la constipation, par les moyens appropriés.

ACCIDENTS. — Bien que cette éventualité compte parmi les faits exceptionnels qu'on peut rencontrer dans le hasard de la pratique médicale, le régime lacté, si bienfaisant d'ordinaire, peut amener des accidents. Il est vrai qu'on peut se demander, si dans les quelques cas publiés à ce sujet, le malade a bien suivi les recommandations de doses, de fractionnement, d'intervalle, d'ingestion lente par gorgées.

Accidents cardio-pulmonaires. — 1° *Accidents réflexes.* — M. Huchard (1) cite une femme atteinte de rétrécissement mitral, chez laquelle le régime lacté amena, en même temps que des phénomènes d'intolérance lactée, des accidents graves, affolement du cœur, pouls misérable et rétracté, dyspnée intense, cyanose presque violette des lèvres, refroidissement des extrémités, expectoration légèrement teintée de sang avec un foyer de râles sous-crépitants vers la partie moyenne du poumon gauche, faisant craindre l'imminence d'un infarctus pulmonaire.

Ces accidents peuvent se produire chez les malades hyperchlorhydriques : le lait se coagule en masse et les troubles gastro-intestinaux qui en résultent entraînent de la vaso-constriction réflexe des vaisseaux pulmonaires, avec retentissement

---

(1) Huchard, *Journal des praticiens*, 1896.

sur le cœur droit, grave chez des cardiopathes.

Pour parer à ces accidents, on supprime le lait, on le remplace par de la viande hachée, œufs peu cuits, de la purée de légumes.

On peut revenir au lait, mais par très petites gorgées, lentement ingérées ; le lait sera additionné de bicarbonate de soude ou de craie préparée ou de magnésie. Une dose de pancréatine sera utile.

2° *Accidents mécaniques*. — Des troubles cardio-pulmonaires peuvent être la conséquence de l'usage ou plutôt de l'abus du régime lacté par consommation intempestive de trop fortes quantités de liquide non suffisamment fractionnées.

La réplétion considérable qui peut s'ensuivre risque d'avoir les conséquences les plus fâcheuses pour le sujet, surtout lorsqu'il appartient à la catégorie des cardiopathes artériels. Chez ces sortes de malades à l'hypertension causée par les lésions cardio-vasculaires vient s'ajouter l'hypertension de surcroît provoquée par la surréplétion du système vasculaire.

Dans ces conditions, on peut craindre des ruptures vasculaires, soit du côté de l'encéphale, soit du côté du poumon, soit encore du côté des reins.

Sans aller aussi loin comme accidents, on peut augmenter les troubles vasculaires fréquents au moment de la ménopause, par une ingurgitation d'une quantité exagérée de liquide.

Délire. — Chez les artério-scléreux alcooliques, M. H. Huchard (1) fait remarquer la possibilité du

(1) Huchard, *Journal des praticiens*, 4 janvier 1896.

délire alcoolique et donne les indications suivantes :

Le régime lacté d'habitude fait promptement disparaître tous les accidents dus à l'insuffisance ou à l'imperméabilité rénale ; il peut cependant faire apparaître une véritable attaque de delirium tremens, par suite de la suppression de l'alcool. Chez les cardiaques ou cardio-scléreux soumis au régime lacté exclusif qui présentent brusquement des phénomènes délirants, il faut songer au délire alcoolique et donner de l'alcool.

ARTICLE II. — RÉGIME VÉGÉTARIEN.

On peut considérer deux sortes de régimes végétariens : 1° le *régime végétarien strict*, c'est celui des Trappistes (p. 171) ; 2° le *régime végétarien mitigé*, celui des Chartreux qui ont le droit de prendre des œufs et du beurre (p. 170).

INDICATIONS. — Il a été essayé dans les affections cardiaques et stomacales.

ARTICLE III. — RÉGIME D'ENGRAISSEMENT.

BASE. — S'opposer au départ des réserves graisseuses faites sous forme de tissu adipeux, favoriser l'accumulation des graisses dans l'organisme, tel est le but que poursuit le régime d'engraissement.

On comprend qu'il nécessite des menus spéciaux.

COMPOSITION. — Voici les principaux points de ce régime :

Boissons : Bière, vins vieux, boissons gazeuses.

A éviter : Vins jeunes, thé, café.

Pain : Ordinaire, mais en ration abondante.

Viandes : Toutes, mais plus particulièrement les viandes grasses ; la graisse, les volailles grasses.

Poissons : Ceux qui contiennent le plus de graisse, les anguilles.

Escargots, huîtres, moules.

Œufs.

Légumes : Plutôt les secs que les frais.

A défendre : oseille, tomate.

Farine : Maïs, pâtes.

Fruits : Sucrés, huileux ou amylacés ; olives, amandes, noisettes.

Effets. — L'emploi des substances grasses amène l'augmentation de poids.

Inconvénients. — Si l'on outrepasse la mesure, il peut apparaître des troubles gastro-intestinaux, de la diarrhée.

Indications. — Dans les *cachexies* et les *amaigrissements*.

Article IV. — Régime d'amaigrissement.

Base du régime. — A côté des autres prescriptions, exercices, gymnastique, le régime tient une grande place dans la cure d'amaigrissement.

Dans ce régime, on doit restreindre au minimum les aliments facteurs de la graisse, c'est-à-dire les graisses, les hydrocarbures (féculents et sucres).

Les albuminoïdes ne contribuent que pour une part infime à la formation du tissu adipeux.

La cure d'amaigrissement doit aussi s'efforcer de faire disparaître la graisse existante, c'est ce résultat qu'on poursuit par l'administration de boissons aqueuses abondantes et chaudes.

Composition. — Elle varie suivant les auteurs.

Régime de Banting-Harvey. — *Déjeuner* : Viande maigre, 120 à 150 grammes.

Thé sans lait ni sucre.

Biscotte ou pain rôti, 30 grammes.

Midi : Viande ou poisson maigres, 150 à 180 grammes (ni anguille, ni saumon).

Légumes (non farineux).

Pain rôti, 30 grammes.

Compote.

Vin rouge, 2 verres.

Après-midi : Viande ou poisson maigres, 90 à 120 grammes.

Vin rouge, 1 à 2 verres.

Au coucher : A volonté grog sans sucre.

Régime d'Ebstein. — *Déjeuner* : Thé noir sans lait ni sucre, 250 grammes.

Pain blanc ou rôti, bien beurré, 50 grammes.

Dîner : Potage souvent à la moelle de bœuf, 120 à 150 grammes.

Viande rôtie ou bouillie avec sauce grasse (de préférence aux viandes grasses).

Légumes, quantité modérée, surtout choux, peu de carottes, peu de pommes de terre.

Fruits frais, ou cuits sans sucre.

Boissons, 2 ou 3 verres vin blanc léger.

Après dîner : Café noir sans lait ni sucre, une grande tasse.

Souper : Thé, sans lait ni sucre, une grande tasse.

Un œuf.

Ou : rôti gras, jambon, saucisse, cervelas, poisson frais ou fumé.

Pain blanc beurré, 300 grammes.

Fromage, quelques fruits.

Régime de Germain Sée. — Viande, 250 à 300 grammes.

Graisse, 60 à 90 grammes.

Féculents, à peine.

Légumes herbacés.

Boissons abondantes.

Pas de bière, d'alcool, d'eaux alcalines.

Mais café, thé.

Régime de Doncel, d'Œrtel. — D'autres auteurs ont au contraire réduit les boissons :

Doncel à 800 grammes.

Œrtel à 462 grammes.

Mais avec cette ration réduite, on observe de la fièvre à 40° et de l'albuminurie.

CHAPITRE III

ADAPTATION DES RÉGIMES GÉNÉRAUX DANS LES MALADIES

Les régimes généraux prescrits dans les maladies avec leurs degrés, donnent lieu à quelques considérations dans leur application aux principaux groupes morbides.

C'est cette adaptation que nous allons passer en revue par ordre méthodique.

Un premier groupe comprend les maladies fébriles et infectieuses.

Un second groupe comprend : les maladies générales et dyscrasiques, à l'exception de celles qui demandent un régime particulier, comme la goutte, le diabète, etc.

Un dernier groupe englobe les maladies régionales, que nous prendrons par système organique : maladies de l'estomac, de l'intestin, du système nerveux, du poumon, du cœur, des reins, etc.

ARTICLE Iᵉʳ. — RÉGIMES DANS LES FIÈVRES, LES INFECTIONS.

BASE DU RÉGIME. — On doit nourrir le malade atteint de fièvre ou de maladies infectieuses. La diète absolue ne se prescrit plus aujourd'hui.

L'organisme malade a besoin de réparer ses pertes et l'alimentation y pare et même agit comme tonique.

Mais, s'il faut alimenter le fiévreux, il faut le faire sous certaines conditions.

Il faut prendre en considération l'état des voies digestives et l'affaiblissement de la puissance ou la diminution de la quantité des sucs préposés à la transformation des aliments. De ce chef, on comprend que la ration journalière se trouvera forcément réduite. De plus il n'y a pas de travail mécanique effectué.

On devra choisir les substances d'une grande digestibilité, dont l'absorption n'exige qu'une élaboration insignifiante.

La notion de la toxémie inhérente à toute infection tout atténuée qu'elle paraisse, nous contraint à satisfaire une autre exigence. On ne doit faire entrer dans le régime des fiévreux que des produits dont la digestion entraîne le minimum possible de substances nuisibles, toxines diverses, mal connues dans leurs détails, mais suffisamment étudiées en bloc, produits de fermentation et de putréfaction divers.

On doit de plus considérer que le rein fonctionne souvent mal.

Voilà la base ou plutôt les bases sur lesquelles doit s'instituer le régime dans les fièvres, fièvres éruptives, infections.

Ce n'est pas un régime complètement spécial. C'est une adaptation du régime commun à des faits particuliers.

Composition. — Il n'y a pas un régime unique, mais plusieurs régimes gradués selon la gravité.

Régime lacté absolu : C'est le régime de choix des infections. Il a tous les avantages. Rien de spécial pour son administration.

Régime lacté mixte : Régime moins rigide, il comprend outre le lait :

Boissons : Vin généreux, champagne.

On peut donner aussi d'autres boissons ; l'alcool a même la valeur d'un médicament.

Viande : Pas de viande rouge, pas de bouillon, qui n'est qu'une solution de poison (Gaucher).

Poulet.

Œuf.

Légumes : Quelques minces purées.

Régime ordinaire léger : Choix des aliments divers, mais très facilement digestibles (voir 1er degré des hôpitaux, p. 189).

ADMINISTRATION. — Repas ou plutôt prises d'aliments souvent rapprochées, toutes les deux ou trois heures ; peu à la fois. Pas de vrai repas.

EFFETS. — A la suite de la prise d'aliments, se produit la refovillation du malade, effet utile au traitement.

INDICATIONS. — Les trois régimes comportent des indications spéciales, et leur graduation correspond à la gravité plus ou moins grande de la maladie et par conséquent aux diverses phases.

Régime lacté absolu, pour la période d'acuité.

Régime lacté mixte, pour la période moyenne de la maladie.

Régime ordinaire léger, pour le déclin de la maladie et le début de la convalescence.

On doit passer graduellement d'un degré à l'autre avec des tâtonnements et ne pas permettre trop tôt un régime plus fort.

Notre attention doit être éveillée plus particulièrement dans certaines affections, comme la fièvre typhoïde qui ne souffre pas d'écart de régime. Une nourriture donnée d'une façon intempestive ramène la fièvre, c'est la *febris carnis*, si elle ne produit pas aussi une perforation intestinale.

Ces régimes gradués s'adressent à la grande généralité des fièvres, des maladies exanthématiques et des infections, et principalement : embarras gastrique, fièvre typhoïde, infections gastro-intestinales, rougeole, scarlatine, variole, pneumonie, infection puerpérale, pyoémie, septicémie chirurgicale, etc.

ARTICLE II. — RÉGIME DES CHLOROTIQUES.

BASE. — Un régime tonique et fortifiant peut suffire. Certains auteurs ont posé des règles assez précises. C'est un véritable traitement diététique (C. von Noorden).

COMPOSITION. — D'après M. C. von Noorden, on doit distinguer les chlorotiques maigres et les gras.

Chez les chlorotiques maigres, rationner les albuminoïdes à 80 ou 100 grammes par jour.

Chez les *chlorotiques gras*, pour un sujet de 60 kilogrammes :

Albuminoïdes...	120 gr. au minimum	=	492 calories.
Graisse.........	60	—	= 558 —
Hydrocarbures..	270	—	= 1110 —
			2160 —

Boissons : Vin en petite quantité (chlorotiques maigres).

Viande : Au choix.

Légumes et fruits.

Chez les chlorotiques, on doit songer à la constipation, sur laquelle M. le professeur Duclos (de Tours) attire si justement l'attention. Une certaine ration de pain de seigle, de légumes verts, de farineux peut y remédier.

MODE D'ADMINISTRATION. — Voici comme M. C. von Noorden procède :

1° Le matin, au lit, un demi-litre de lait de première qualité, à boire lentement, en une demi-heure. Séjour au lit pendant une demi-heure. Friction sèche énergique.

2° Déjeuner composé d'une petite tasse de thé, d'une ou deux tartines de beurre et d'une quantité assez grande de viande (froide ou chaude).

3° Deux heures et demie après ce déjeuner, nouveau repas composé d'un peu de pain et de beurre, et de deux œufs ; immédiatement après, un quart de litre de lait. Quand l'usage de l'alcool est indiqué, on fera prendre, en outre, un verre de sherry.

Les autres repas comme d'habitude.

Cette multiplicité des repas, qui correspond aux mœurs allemandes, ne pourrait s'appliquer intégralement chez nous sans modifications.

ARTICLE III. — RÉGIME DES ANÉMIQUES.

BASE DU RÉGIME. — La dyscrasie sanguine qui caractérise les anémies fournit l'indication à remplir par le régime. La diminution des hématies, l'abaissement de leur teneur en hémoglobine peuvent être palliés par une alimentation bien dirigée qui fournira à l'organisme les éléments du sang constitutif, c'est-à-dire la meilleure manière d'administrer le fer assimilable.

COMPOSITION.

Boisson : *Vins généreux*, qui agissent comme stimulants par l'alcool et comme toniques par leur tannin et leurs sels.

Pain ordinaire.

Viandes saignantes, rôties, grillées. Jus de viande. Viande pressée, hachée.

Viande crue.

Thé de bœuf.

Consommé à la marmite américaine,

Légumes verts surtout.

Cresson (chlorophylle).

Fruits de toutes sortes.

ARTICLE IV. — RÉGIME DU SCORBUT, DU PURPURA DE L'HÉMOPHILIE.

BASE DU RÉGIME. — On se fonde, pour le choix des aliments, sur le défaut de plasticité du sang. On peut moins tenir compte de la fragilité des parois vasculaires.

Pour le scorbut, on a pour guide un élément étiologique, la privation de viandes fraîches, l'abus des denrées de conserves, salaisons, fumures, etc.

COMPOSITION DU RÉGIME. — *Vin un peu acide.* Ne pas prendre une trop forte quantité de boissons.

Pain frais, gruau, blé, seigle, pas de sarrasin ni maïs.

Viandes rouges saignantes, comme pour les anémiques.

Légumes verts : Cresson, salades, assaisonnées au vinaigre.

Fruits acides : Citron, oranges, groseilles à grappe, cerise, fraises, framboise, et autres analogues, myrtilles, etc.

ARTICLE V. — RÉGIME DES DIABÉTIQUES.

BASE DU RÉGIME. — S'il est un état pathologique pour lequel le régime tienne une large place dans le traitement, c'est bien le diabète.

Ce n'est pas que tous les auteurs soient d'un accord unanime dans leur pratique. Il y a bien des dissidences dont se gaussent les gens du monde. Mais ces variantes d'opinion ne prouvent qu'une chose, c'est qu'il n'y a pas un diabète, mais des diabètes, ni un diabétique, mais des diabétiques. Entre la théorie et la pratique, toute difficulté n'est pas aplanie complètement, voilà tout.

Le *régime lacté*, tout paradoxal qu'il paraît, a pu être appliqué dans certains cas par M. Jaccoud.

On a pu même prétendre soigner le diabète sans l'obligation d'un régime particulier.

Quoi qu'il en soit et malgré des exceptions plus apparentes que réelles, il n'y a pas deux manières également éprouvées par la pratique, d'ordonner un régime aux diabétiques.

Ce régime, qui rend dans le plus grand nombre des cas les plus signalés services, se base sur l'abstention du sucre et des féculents.

Théoriquement, certains auteurs voudraient pousser cette abstention à l'extrême, tel Cantani avec son *régime carné et gras.*

Pratiquement et logiquement, le régime même rigoureux n'atteint pas cet absolutisme chimique, qui restreindrait les aliments aux seules viandes et aux graisses, le beurre excepté. Ce régime aboutirait à l'intolérance en très peu de temps.

Du reste, dans ces conditions, le malade est obligé d'emprunter à ses propres tissus, aux albuminoïdes eux-mêmes, les matériaux nécessaires à la fabrication du sucre, même en proportion physiologique.

Il y a certaines conditions dans lesquelles on doit s'abstenir de poursuivre avec acharnement la disparition complète du sucre dans les urines.

Il faut savoir se borner, sous peine de faire beaucoup plus de mal que de bien à son malade.

Par trop de rigueur, on peut provoquer le coma diabétique.

C'est avec des idées larges, sans parti pris intransigeant, qu'on doit diriger le régime des diabétiques, véritable arme à deux tranchants.

On se guidera toujours dans sa prescription sur l'analyse des urines, qui, d'après Bouchardat, doit être considérée « comme la boussole qui dirige le navigateur sur les mers inconnues ».

Tableau du régime des diabétiques.

Produits défendus	Produits autorisés	
Aliments sucrés (sucre, mets sucrés, pâtisseries, chocolat, confitures, fruits, lait, carottes, navets, betteraves). Féculents (haricots, lentilles, pommes de terre, pain ordinaire, friture à la farine, pâtes, macaroni).	Viande (sauf le foie des animaux). Poissons (sardines, thon, maquereaux, hareng). Huîtres. Légumes verts (haricots verts, salades, choux). Fromages faits. Graisse (beurre, lard, charcuterie, choucroute, gras de jambon). OEufs (moins le jaune).	Vin coupé d'eau, bière légère. Thé, café. Pain de gluten et de sarrasin. Sucre des diabétiques. Potages (soupe à l'oignon et au fromage sans pain ni pâte, julienne sans carottes, soupe au poireau.)

COMPOSITION. — Il est aussi utile de dresser la liste des aliments défendus que celle des aliments permis.

Aliments défendus. — *Boissons*. — On doit interdire :

La *bière* ordinaire, à cause de sa teneur en dextrine.

Les vins sucrés, interdits aux glucosuriques et aux dyspeptiques acides.

Les vins sucrés de liqueur : Malaga, Malvoisie, Constance, Lunel, Chypre, Lacryma-Christi, Frontignan, Alicante.

Les *liqueurs* qui sont à base de sucre : cassis, anisette, menthe, chartreuse, etc.

Les *boissons acides*, les *limonades*, le *cidre*, le *champagne*, parce qu'ils saturent l'alcalinité du sang, nécessaire à la destruction du glycose.

Le *lait* s'exclut à cause de sa lactose transformable en glycose.

Aliments solides. — *Le Pain*, qu'il soit de froment, de seigle, d'orge, de sarrasin, de maïs. La teneur en amidon de cet aliment habituel dans notre pays force à le rayer des aliments permis. Sa privation devient parfois intolérable. On prolongera donc cette abstinence le strict de temps nécessaire.

Les *pâtisseries* dans lesquelles entre la farine et le sucre sont encore plus défendues.

Viandes, poissons : Aucune viande, aucun poisson ne sont défendus, sauf les viscères, comme le *foie*. Mais il ne faut pas de sauce à la farine, pas de roux, pas de sauce blanche.

Légumes : C'est ici que l'ostracisme fait le plus ravage.

Toutes les *farines* doivent être prohibées, et tous les légumes dits farineux : *haricots, lentilles, pois, fèves, pommes de terre, châtaigne, riz.*

Il en est de même des préparations féculentes suivantes : *Tapioca, sagou, arrow-root, salep, racaout.*

Toutes les *pâtes* : *vermicelle , macaroni , nouilles, lasagnes, semoule.*

Le *navet*, la *carotte*, la *betterave*, les *radis* contiennent du sucre.

Fruits : Surtout les fruits sucrés. En premier

lieu, le *raisin*. La cure de raisins ne convient pas au diabétique.

La *noisette* contient beaucoup d'amidon, de même l'*abricot*, la *pêche*, les *prunes* et surtout les *dattes*, les *figues*, les *oranges*, les *grenades*, les *bananes* et les *fruits confits* qui sont deux fois sucrés, ainsi que les *confitures*.

Aliments permis, régime sévère. — Le menu du diabétique peut encore se varier. Il est vrai que l'ingéniosité devra se donner cours pour parer au remplacement de certains aliments.

Boissons. — Le diabétique, polydypsique, a besoin d'étancher sa soif. Il faut cependant qu'il y mette une certaine modération.

Il peut user de l'*eau de source pure*, des *eaux minérales de table alcalinisées* à faibles doses, au besoin ferrugineuses, Saint-Galmier, Vals, Pougues, Brucourt, Alet, Saint-Alban, Renlaigue, Prompsat, Couzan, Évian, Contrexéville, Vittel, Martigny, Royat, Bussang, Saint-Myon, etc.

La meilleure boisson pour le diabétique est, avec l'eau, le *vin* rouge de Bordeaux ou de Bourgogne, ou analogue, ou les vins blancs de Chablis, Graves, les vins de la Moselle et du Rhin, ou d'Algérie.

Au lieu de vin, certains sujets préfèrent du soda-water avec un dixième de bonne eau-de-vie, ou de cognac.

Le *café* est utile, mais sans sucre. L'addition de glycérine remédie en partie à cette abstention; dans ces derniers temps, on a essayé la saccharine, dont le pouvoir saccharifiant est deux cents fois plus fort que celui du sucre ordinaire. La saccharine, dérivée du phénol, n'a qu'une toxicité insignifiante.

Le thé se prend aussi sans sucre ou avec de la saccharine.

Les boissons alcooliques, en quantité raisonnable, sont utiles aux diabétiques.

Pain. — Chez les diabétiques, lorsqu'on a besoin d'appliquer le régime sévère, il faut chercher à remplacer le pain par des substances dont la teneur en amidon soit très minime.

On a donné le *pain de gluten*, qui outre son goût peu appétissant renferme encore une notable proportion d'amidon, 25 à 40 p. 100, c'est-à-dire plus que la brioche et la pomme de terre.

On n'obtient pas un aliment plus tolérable dans les biscuits d'amandes de Pavy, les gâteaux de L. S. Beale ou de W. Squire, le pudding de Camphis; du reste ces préparations et d'autres, plus indigestes les unes que les autres, ne sont guère usuelles en France.

Actuellement on retire plus de bénéfice avec le *pain de soya* et les biscottes de *légumine*.

Viandes. — Avec les viandes, le diabétique peut composer des menus très variés avec les parties charnues et les portions grasses des principaux animaux.

Toutes les *viandes noires, rouges, blanches*, sauf le foie, assaisonnées à toutes les sauces, mais sans aucune addition de farine.

La présence de l'inosite dans la chair musculaire, transformable en glycose, ne suffit pas, par sa quantité minime, à faire interdire les viandes au diabétique.

D'après Bouchardat, on devrait donner la préférence à la *viande d'animaux carnivores*. Il a fait consommer du chat et du renard qui bien marinés, représentent un plat peu coûteux et agréable.

Parmi les volailles, H. Cloquet aurait recommandé le *dindon*.

Toutes les *graisses* sont à recommander.

Poissons. — Comme les viandes, tous les poissons conviennent au régime du diabétique, ceux de mer comme ceux d'eau douce. On les frit sans farine.

Mollusques, crustacés et reptiles. — Il en est de même des coquillages, des mollusques, des crustacés et des reptiles : *huîtres* (portugaises ou marennes de préférence), *moules, escargots, coquilles Saint-Jacques, homards, écrevisses, crevettes, tortues, grenouilles*.

Les *œufs* de poule, malgré des traces de lactose, fournissent un appoint au menu. On les utilise de façons multiples.

Le lait défendu en nature peut fournir à notre malade sa *crème* bien égouttée, son *beurre* bien lavé de son petit-lait, des *fromages* variés.

Légumes. — Voici la liste des légumes, aliments herbacés et autres de même catégorie que peut manger le diabétique :

Champignons, truffes,

Épinards et oseille.

Chicorée, pissenlit, barbe, endive, laitue, romaine.

Mâche.

Cresson.

Asperges, pousses de houblon.

Choux, choux-fleurs, choux de Bruxelles.

Haricots verts.

Artichauts.

Céleri, salsifis.

Concombre.

Poireaux, oignon.

Radis noir.

Ces légumes, chimiquement parlant, ne sont pas exempts de substances sucrées ou transformables en sucre, mais cet inconvénient est compensé par l'abondance des sels minéraux, éminemment utiles.

Fruits. — En dehors des *olives*, il n'y a guère de fruits non sucrés que les *noix* et les *amandes*.

Aliments tolérés, régime mitigé. — A côté du régime sévère, qui représente la diététique intransigeante, existe un régime mitigé plus conciliant.

Ce régime mitigé ajoute au régime sévère un certain nombre d'aliments dans la composition desquels entre le sucre ou l'amidon. Ces aliments dont on tolère l'usage ne doivent jamais être consommés qu'en faible proportion. Ils permettent de rompre la monotonie relative des repas, et aussi de tâter la capacité du sujet à détruire le sucre. C'est la meilleure façon qui permette de constater le terrain gagné.

Boissons. — On peut tolérer l'usage du *rhum* et du *kirsch.*

Les *bières fortes, stout, pale ale, porter* peuvent être utiles ainsi que le lait sous forme de *képhyr* ou de *koumys.*

Pain. — On peut tolérer l'usage du pain en très *faible quantité*. On doit préférer la mie bien cuite à la croûte qui renferme plus d'amidon (Esbach).

Le *pain de sarrasin*, s'il n'était peu appétissant, aurait un certain avantage. Dans certains pays, comme la Bretagne entre autres, il constitue en partie la nourriture des gens de la campagne.

Viandes, poissons. — Rien à ajouter, puisqu'il y a licence de tout.

Légumes. — La *pomme de terre*, quoique considérée comme le type des féculents, peut être tolérée au naturel; elle peut servir de pain. Elle contient encore moins d'amidon que bien d'autres aliments et ses sels de potassium rendent des services.

Fruits. — C'est du côté des fruits que le régime mitigé permet une adjonction de produits variés.

Les fruits acides et sucrés peuvent, comme les *pommes, poires, cerises, fraises, framboises, groseilles, ananas*, être mangés, mais sans addition de sucre et en quantité minime.

EFFETS. — L'abstinence de sucre et de féculents, à l'aide du régime sévère, arrive presque invariablement au résultat désiré : la diminution ou la disparition du sucre des urines.

Cependant, même le régime sévère ne supprime pas absolument ni le sucre ni les féculents, mais il réduit leur consommation à une ration infime. Cette réduction doit être considérée comme très suffisante.

Chez certains sujets peu atteints, et au début de leur affection, le régime sévère fait disparaître rapidement le sucre des urines, même sans autre traitement.

J'ai pu récemment vérifier le fait chez deux malades qui rendaient l'un 80 grammes, l'autre 46 grammes de glycose par vingt-quatre heures. Au bout d'un mois environ, le sucre s'était réduit jusqu'à n'être plus qu'à l'état de trace. Ils partirent à Vichy, leurs urines indemnes de sucre, et depuis leur retour cet élément n'a pas reparu.

Tous les cas ne sont pas aussi favorables, mais le régime influence toujours la quantité de sucre, qu'il abaisse.

Chez les grands diabétiques, le régime sévère ou mitigé permet leur survie et l'atténuation de leurs symptômes.

Indications. — Il ne suffit pas de donner à un diabétique le conseil de suivre le régime approprié à son état. Il faut transcrire la liste des aliments permis et celle des aliments défendus surtout, et juger l'opportunité du moment où l'on pourra joindre celle des aliments tolérés.

L'indication spéciale du régime sévère ou celle du régime mitigé comporte des particularités.

Régime sévère : On pourra recourir au régime sévère dans deux circonstances, lorsque le malade peu atteint, au début de son affection, rend peu de sucre.

Il en sera de même chez le malade, plus ancien dans son diabète, dont l'urine contient beaucoup de sucre, mais dont l'état général est resté bon.

Régime mitigé : Le régime mitigé convient au malade en voie de guérison, dont le régime sévère a fait disparaître le sucre de ses urines.

On doit passer par cette étape du régime mitigé avant d'autoriser le régime habituel de tout le monde. C'est la pierre de touche qui permettra de se rendre compte si la guérison promet d'être stable ou n'est que provisoire. Si le sucre réapparait, on revient au régime sévère.

Chez les malades dont l'état général est mauvais, il semble qu'on ne doive pas brusquer le changement de régime et commencer par le régime mitigé pour passer ensuite au régime sévère. Il peut arriver même qu'on doive s'en tenir au premier.

INCONVÉNIENTS, CONTRE-INDICATIONS. — Le régime antidiabétique est en somme un régime surtout carné.

Chez les *goutteux*, l'usage exagéré des viandes peut exalter les phénomènes goutteux et la production de l'acide urique.

Dans ce cas, il faudra choisir ses viandes, préférer les blanches aux noires, user plus largement des aliments végétaux permis.

Ces circonstances se présentent assez souvent, la goutte et le diabète ont entre eux des rapports signalés par les observateurs.

Même remarque pour les diabétiques *albuminuriques*, chez lesquels l'alimentation trop fortement azotée aboutit au même effet nuisible.

ARTICLE VI. — RÉGIME DES GOUTTEUX.

BASE DU RÉGIME. — L'accumulation dans l'organisme de quantités plus ou moins grandes d'acide urique dicte la conduite à tenir en face du goutteux et même du candidat goutteux. L'eau a déjà une action éliminatrice et peut-être même accélératrice, de la transformation des albuminoïdes en urée et non en acide urique.

Au seul point de vue du régime, il semblerait logique au nom de la chimie d'interdire aux goutteux l'usage de la viande. Ce raisonnement chimique, tout scientifique qu'il apparaît, n'aboutirait qu'à l'affaiblissement du malade, qui prendrait les albuminoïdes sur ses propres tissus.

Mais ce qu'on peut empêcher, c'est la surcharge alimentaire de matières azotées, par une certaine restriction apportée à la consommation des viandes, et l'abstinence des corps qui diminuent les oxydations organiques.

Donner ce qui est nécessaire d'aliments carnés, aider à leur transformation complète par l'hygiène, voilà le rôle du médecin chargé de diriger le goutteux.

Il ne faut pas non plus perdre de vue qu'à côté de l'excès d'acide urique qui caractérise la goutte, il y a aussi excès de matières extractives diverses, fournies par les fermentations normales ou anormales.

Composition. — Voici comment on peut formuler le régime des goutteux : c'est un *régime mixte*, plus végétal que carné, mais non exclusif.

Aliments liquides (Boissons).

A DÉFENDRE.	A CONSEILLER.
Vin pur. Boissons alcooliques : Bières fortes, cidre doux, Porto, Xérès, Bourgogne, vins aigrelets, liqueurs de toute nature. Café, thé et chocolat (G. Sée), ou *très léger*.	Eau pure. Eau de sources, Evian, Vittel, Contrexéville, Martigny. Eaux minérales gazeuses en quantité plutôt forte. Infusion chaude, principalement le soir. Eau et bière légère (Sydenham). Cidre fait et léger. Eau rougie. Eau et vins blancs légers : Anjou, Bordeaux, Moselle, Champagne. Lait.

Aliments solides.

Pain : Rien de spécial pour le pain ; pain de seigle.

A DÉFENDRE.	A CONSEILLER.
Viande : Gibier (sauf Huffelmann), viande salée et conservée, charcuterie, viande grasse.	Toutes les autres viandes maigres en petite quantité, à ration modérée, surtout viandes blanches.

A DÉFENDRE.	A CONSEILLER.
	OEufs modérément(D.-Beaumetz).
Poissons de mer.	Tous les autres poissons maigres.
Mollusques, crustacés.	Huîtres modérément.
Légumes : Tomates, oseille, asperges, rhubarbe, champignon, truffes.	Tous les autres légumes et tubercules : Pomme de terre, épinards (?), choux, chicorée, laitue, cresson.
Condiments en général.	Tous les végétaux herbacés, verts.
Fromages avancés.	Fromage blanc et peu odorant.
Pâtisseries (Strumpell). Sucreries.	Fraise, pêches, raisins, amandes, groseilles, framboise (modérément), pommes (sans être pelées), oranges, etc.

En dehors de ce régime mixte, on a conseillé le *régime lacté* (Mad).

Ce ne sera pas le régime ordinaire du goutteux. Imposé momentanément, il sera très avantageux, mais prolongé il serait plutôt nuisible par insuffisance.

On pourra de temps en temps, pendant une huitaine de jours, y soumettre le malade, pour opérer une espèce de lavage, mais voilà tout.

On a proposé aussi le *régime végétarien*. Très bon en théorie, ce régime ne pourrait non plus se prolonger exclusivement.

On peut combiner le régime lacté et le végétarien, ou régime lacté mixte.

On devra, il est vrai, se tenir plus près du régime végétarien que du carné.

ADMINISTRATION, RATION. — Que, selon les circonstances, on adopte les régimes momentanés, lacté ou végétarien exclusifs ou le régime mixte, le mode d'administration n'a rien de particulier. Il se plie aux habitudes du pays.

Au point de vue de la ration, le goutteux doit manger peu, il doit s'en tenir à une juste ration d'entretien. Il doit boire, surtout de l'eau en certaines quantités, 2 à 3 litres (Ebstein).

Le goutteux doit se contenter de 120 grammes d'azote, 70 de graisse, 250 d'hydrate de carbone, et de 30 de sels, comme ration journalière.

EFFETS. — Les effets des régimes alimentaires prescrits aux goutteux varient selon la nature du régime.

Avec le *régime lacté*, on obtient la diurèse, la solubilisation de l'acide urique et aussi l'augmentation du taux des échanges et partant des oxydations, d'où plus d'urée, pour moins d'acide urique.

Le *régime végétarien* favorise l'élimination des urates, et surtout les transforme en hippurates, plus solubles.

Le *régime mixte* ou régime commun participe un peu de ces avantages sans les avoir au même degré, mais il permet d'entretenir le malade dans un bon état de nutrition.

ARTICLE VII. — RÉGIME DES RACHITIQUES ET DES OSTÉOMALACIQUES.

BASE DU RÉGIME. — Caractérisés également par

la diminution du phosphate de chaux des os, le rachitisme et l'ostéomalacie ressortissent au même régime alimentaire, et dans ce cas la diététique constitue une partie importante du traitement, si ce n'est même la principale.

Il n'est peut-être pas exact de considérer ces deux maladies comme le résultat d'une dénutrition du système osseux. Pour le rachitisme surtout, comme l'a montré M. M. Kassowitz (de Vienne), on doit penser à un processus inflammatoire, lent et à peine subaigu, mais néanmoins inflammatoire. Cet état inflammatoire des os traduit l'action irritative locale d'une infection générale. Cette infection provient dans la grande majorité des cas d'infections du tube digestif, infections gastro-intestinales diverses, auto-intoxications, ou même de toute autre infection, comme les fièvres éruptives par exemple.

Le régime de ces malades doit donc tenir compte dans sa composition de ces deux notions étiologiques : 1° diminution des phosphates, du phosphate de calcium en particulier, dans les os ; 2° auto-intoxications gastro-intestinales, infections.

On devra donc combiner le régime de façon à fournir des phosphates assimilables en grande quantité, et à réduire les fermentations digestives anormales, à diminuer les produits toxiques formées par ces processus.

Comme l'a montré M. Cheadle, l'administration des graisses ne doit pas être négligée, dans le rachitisme principalement. C'est même pour cette raison que cet auteur donne l'huile de foie de morue.

COMPOSITION. — *Chez les nourrissons* : Chez les tous jeunes enfants rachitiques, *rien ne peut suppléer à l'allaitement au sein bien réglementé* (voir p. 66). Donc si l'enfant n'est pas au sein, l'y mettre.

Dans le seul cas d'impossibilité pratique absolue, faire faire l'*allaitement artificiel au lait stérilisé*, toujours *réglementé strictement*.

On pourra faire usage de lait phosphaté naturel *chez les enfants sevrés*. On fait appel aux aliments habituels à cet âge avec cette observation qu'on doit choisir ceux qui renferment, dans leur composition centésimale, le plus de phosphates et aussi le plus de graisse.

On peut dire qu'on n'a guère que l'embarras du choix parmi les farines habituellement administrées aux enfants sous forme de bouillie, pour fournir des phosphates au jeune organisme.

La *farine d'avoine*, celle de *maïs* sont à recommander dans ce but ; elles renferment à la fois graisse et phosphates.

Chez les enfants de deux ans passés, on peut ajouter les légumes secs en purée, *haricots*, *lentilles* (lentilles roses ou d'Ésaü en particulier, d'un goût plus fin, et décortiquées).

Les *pommes de terre* en purée sont aussi riches en phosphates.

Comme aliment phosphaté, les œufs, les jaunes surtout, jouent un rôle important, par les lécithines, éthers phosphorés de la glycérine qu'ils renferment. Le régime des jaunes d'œufs aboutit au résultat recherché par l'administration des glycéro-phosphates.

ARTICLE VIII. — RÉGIMES DANS LES MALADIES DES REINS.

Régime dans les néphrites.

BASE DU RÉGIME. — Dans l'albuminurie de cause organique, les altérations du rein mesurent par leur importance le degré de perméabilité de la glande et la valeur de son fonctionnement. L'insuffisance rénale crée des indications utilisables pour la prescription du régime.

On doit avant tout interdire les substances dont la digestion entraîne la production de toxines qui ne seraient pas excrétées.

COMPOSITION. — La composition varie avec les malades et le degré de leur maladie :

1° Le meilleur des régimes à recommander chez les albuminuriques est le *régime lacté*. C'est celui auquel on doit se tenir tant qu'il ne se manifeste pas d'intolérance du côté du malade. Toutes les règles du régime lacté sont applicables.

2° Après le régime lacté, celui qu'on peut permettre est le *régime végétarien* avec exclusion de l'oseille, la tomate, l'aubergine et les asperges.

On combine en général ces deux régimes entre eux. Le malade conserve le lait pour les petits repas et comme boisson dans les grands repas.

Au lieu de consommer 3 litres et même

4 litres dans les vingt-quatre heures comme avec la diète lactée, le sujet se contente de 2 litres environ.

Il en boit une certaine quantité en nature comme avec le lait seul. Il utilise le reste pour préparer des soupes et des purées de légumes.

L'usage des *œufs* n'est pas admis également par tous les auteurs qui se divisent en deux camps sur cette question.

Les uns les défendent, par cette raison que l'albumine trouvée dans les urines augmente de quantité à la suite de repas dont le menu comprenait des œufs ; ce qui n'est pas fatal.

L'argument tiré du passage dans l'urine de l'albumine prise crue et en excès peut se récuser par les conditions tout à fait extra-physiologiques dans lesquelles on se place.

Les autres prescrivent les œufs, dans l'idée de rendre à l'organisme l'albumine qu'il perd journellement.

Entre ces deux avis bien tranchés, il est peut-être, faute de preuves suffisantes, difficile de se faire une opinion. On peut probablement en conclure qu'il ne faut pas complètement refuser cet aliment, mais éviter sur ce point l'exagération.

Les *graisses* sont utiles.

3° Chez certains malades, le régime lacté, même combiné avec le régime végétarien, aboutit, malgré tout au dégoût, et le malade risque de se mal nourrir si l'on ne lui permet pas un peu de viande.

La viande qu'on peut tolérer en quantité minime est celle de porc, en nature ou fumée, mais cette licence ne s'étend nullement à la charcuterie.

On doit interdire le gibier, les viandes de haut goût.

Il faut préférer la viande blanche, les parties gélatineuses comme la tête et les pieds de veau (Dujardin-Beaumetz), la volaille jeune.

Il en est de même des poissons frais, des poissons de rivière surtout.

Au contraire, les crustacés sont prohibés.

Boissons : En dehors du lait, à la fois boisson et aliment, il n'y a guère que l'*eau* qui convienne à l'albuminurique, eau de source pure, filtrée au Chamberland, stérilisée, eaux minérales alcalines ou ferrugineuses plus ou moins chargées de sels, Vichy, Royat, Contrexéville, Vittel, Évian, Pougues, Bussang, Couzan, Saint-Nectaire, Baugé et Romaine, Chaudefour, etc.

Les boissons alcooliques ne doivent pas entrer dans le régime des albuminuriques.

On permet seulement les vins blancs légers, de la Moselle, ou du Rhin, les petits vins de table légers peu alcooliques.

Les bières faibles auraient comme avantage leur action diurétique (Lecorché-Talamon), mais comme inconvénients leur teneur en matières extractives (Sénator). N'en user donc qu'avec circonspection.

Mode d'administration. — Avec le *régime lacté*, petites prises de lait, 300 grammes toutes les deux heures, prolongées jusque dans la nuit.

Avec les *régimes mixtes*, deux repas, dont celui du soir très modeste.

INDICATIONS. — Les trois régimes auxquels on peut soumettre les malades atteints d'affections rénales primitives ou secondaires, répondent chacun à des indications particulières.

La *diète lactée exclusive* représente toujours le régime de choix pour les albuminuriques.

On y soumettra rigoureusement les malades aux premières menaces d'*urémie* ou d'*asystolie*.

On fait durer le régime lacté pendant un mois environ. Du reste, l'amélioration de l'état général, la rétrocession de l'œdème serviront de guide à ce sujet.

Il est prudent, même chez les malades moins atteints, d'établir un certain roulement dans les régimes et de revenir, par précautions, *tous les six mois* par exemple, à un mois de *régime lacté*, espèce de cure de blanchiment pour l'organisme.

Le *régime mixte lacté et végétal* peut être toléré *en dehors des crises aiguës*.

Le *régime mixte végétal et animal* ne peut être admis que comme tolérance momentanée, seulement chez les malades peu touchés par l'insuffisance rénale. C'est le *régime d'exception*.

On ne le donnera pas le soir et une seule fois par jour.

On ne peut le permettre que sous toutes réserves.

Régime des graveleux.

Bases des régimes. — Le régime se conduit d'après la nature chimique du sable ou des calculs.

Il y a donc autant de régimes que de sortes de lithiase rénale.

Voici, d'après M. Alb. Robin (1), la pratique à conseiller :

I. *Lithiase urique*. — Prendre des aliments végétaux. User des viandes avec modération, surtout des viandes noires, gibiers, poissons, crustacés, pas d'épices, de sauces relevées, de champignons, ni de truffes.

Peu de substances grasses.

Légumes verts, fruits, laitages.

Boissons : Bordeaux vieux très coupé d'eau alcaline, bière légère et cidre.

Éviter le café, l'alcool, les liqueurs.

Eaux minérales : Wiesbaden, Carlsbad, La Peyrie, Santenay et surtout chez les débilités : Sermaize, Bussang, Forges, Bagnères-de-Bigorre.

II. *Lithiase oxalique*. — Repas sobres pour éviter la flatulence et la constipation.

Pas d'aliments ni de condiments riches en oxalates : poivre, thé, cacao, son (pain grossier) en première ligne ; puis : l'oseille, les épinards, la rhubarbe, enfin le café, le chocolat, la chicorée, les haricots blancs, les betteraves, les figues sèches et comme boisson la bière.

(1) Albert Robin, *Traité de Thérapeutique appliquée*.

14.

' Dans la lithiase oxalique, on fait boire les eaux de Royat, Pougues, Plombières et pour les neurasthéniques : Évian et Bagnères-de-Bigorre.

Dans la gravelle oxalique et phosphatique, on a proposé comme boisson l'eau distillée. On élimine ainsi l'apport de 2 à 3 décigrammes de carbonate de chaux, contenus dans les eaux prises en boissons.

III. *Lithiases alcalines. — Boissons* : Lait.

Eaux minérales : Évian, Contrexéville, Vittel, Martigny.

Les aliments solides devront comprendre peu de végétaux.

IV. *Complications : Hématurie, pyélite et pyélo-néphrite.* — Régime lacté.

Boissons acidulées.

Eaux d'Évian et de Pougues (sauf dans l'hématurie) et *eaux sulfatées bicarbonatées calciques* : Contrexéville, Martigny, Vittel, Capvern, Ribeauvillé (source Carola), Wildungen, Saint-Gervais, La Presle, Molitg, Saint-Sauveur, Bagnères-de-Luchon, Saint-Nectaire.

Régime des albuminuries dyscrasiques.

Sous ce nom générique et forcément un peu vague d'albuminuries dycrasiques ou fonctionnelles se rangent toute une série d'albuminuries à pathogénie encore mal étudiée.

Les uns (Bouchard, etc.) n'y voient que le passage à travers d'un rein normal ou seulement passagèrement congestionné par irritation, d'albumine, résultat d'infection, d'auto-intoxication.

Les autres (Lecorché, Talamon) opinent pour la lésion parcellaire, minime, mais pas moins lésion.

Voici la liste de ces albuminuries, telles qu'on peut aujourd'hui la donner :

Albuminurie prégoutteuse.

Albuminurie prétuberculeuse.

Albuminurie diabétique.

Albuminuries nerveuses, neurasthéniques et autres, dépendant du système nerveux.

Albuminurie gastro-hépatique.

Albuminurie ictérique.

Albuminurie anémique.

Albuminurie chlorotique ou chlorobrightienne.

Albuminurie leucémique.

Albuminurie saturnique.

Albuminurie paludique.

Albuminurie gravidique.

Albuminuries intermittentes ou cycliques.

Albuminurie phosphaturique (Alb. Robin).

Albuminurie physiologique.

Albuminuries encore non classées.

Régimes généraux. — Base. — Dans tous ces états, encore mal élucidés, il ressort cependant un fait d'observation.

Le régime lacté ne paraît pas avoir une influence au point de vue de la diminution ou de la disparition de l'albumine des urines, pas plus que l'albumine de l'œuf ne semble élever le taux de la substance anormale.

Le régime lacté ne représente ici qu'un régime de repos pour le rein.

Le régime des néphrites ne semble donc pas avoir une application dans ces albuminuries dyscrasiques.

Ce n'est donc pas l'albuminurie qui dicte la composition du régime, mais l'état premier sous la dépendance duquel se tient le symptôme.

Régimes spéciaux. — Base. — La base de chaque régime dépendra donc des états spéciaux.

Composition. — Pour la composition, il suffit de renvoyer aux régimes déjà décrits :

Pour l'albuminurie prégoutteuse, voir le régime des goutteux, p. 235.

Pour celui de l'albuminurie prétuberculeuse, celui des tuberculeux, p. 248.

Et ainsi de suite pour les autres albuminuries.

Article IX. — Régime dans les maladies des poumons.

Régime de la tuberculose.

Base du régime. — Il n'y a pas à proprement parler un régime des tuberculeux, comme il y a un régime des diabétiques, par exemple, mais des régimes plus ou moins variés, plus ou moins complexes. Malgré la grande latitude laissée au médecin pour ses recommandations alimentaires et au malade pour ses menus, la diété.

tique des tuberculeux a pour base certains principes généraux. En tête de ceux-ci s'inscrit la suralimentation comme moyen précieux de remonter l'organisme. Les autres pratiques, dans lesquelles comptent la cure d'air en montagne, l'hydrothérapie, etc., ont pour but de rendre le sujet plus résistant.

Dans toute maladie infectieuse, et la tuberculose tient le premier rang comme expansion, deux facteurs entrent en jeu pour créer la lésion, le terrain, le microbe. Ce sera la gloire de Pasteur, après Davaine (1), qui n'a vu que l'exception, ou après Raspail, qui a deviné plus que prouvé, d'avoir appris aux médecins la cause véritable du plus grand nombre des maladies. La microbiologie, née des recherches patientes de Pasteur, sera la caractéristique de la médecine de cette fin de siècle (2).

On ne peut qu'entrevoir à peine aujourd'hui les conséquences que peut avoir cette révolution pour les sciences médicales.

Mais l'étude même du microbe, de sa vie, de ses mœurs, des réactions qu'il entraîne dans l'organisme, nous a ramené à l'étude du terrain, ce second facteur de la maladie.

Sans une aptitude spéciale de ce terrain, le microbe ne peut ni se développer, ni croître. Il lui faut une fissure, un défaut de la cuirasse pour s'introduire. Le rôle du terrain en pathologie ne vient donc pas au second plan, mais bien

(1) Davaine, *l'Œuvre*. Paris, 1889.
(2) Voy. Macé, *Traité de bactériologie*.

au premier, de sorte qu'on a pu dire en façon de pléonasme, que pour être malade, il fallait déjà ne pas être bien portant.

Nous pouvons rendre ce terrain réfractaire à toute germination, en faire un milieu de culture stérile par des procédés divers.

La suralimentation bien dirigée chez les tuberculeux représente un des moyens qui permettent à l'organisme de lutter victorieusement contre le bacille pathogène.

Lorsqu'on donne à hautes doses l'huile de foie de morue, lorsqu'on en a saturé l'individu, comme le recommande si judicieusement M. le professeur Grancher, on ne fait pas autre chose que de la suralimentation. L'huile de foie de morue, remède simple, doit plutôt être considérée comme un aliment et en particulier comme un aliment gras très assimilable.

Ce préambule nous explique le but que nous devons poursuivre dans le régime des tuberculeux. Pour ce régime de suralimentation, pour ce régime d'engraissement, nous comprenons l'utilité d'user des graisses aussi abondamment que les facultés digestives du sujet le permettront. Au besoin on aidera la digestion des graisses par des artifices, prescriptions de pancréatine, d'émulsions, injections sous-cutanées d'huile. La méthode de M. Burlureaux, outre l'introduction de la créosote à haute dose, agit aussi par la quantité d'huile mise en circulation (1).

(1) Burlureaux, *La pratique de l'antisepsie dans les maladies contagieuses*. Paris, 1892.

Si donc les régimes recommandés aux tuberculeux ne s'offrent pas comme un tout, un bloc immuable, ils ont comme caractère spécial d'insister sur l'usage des aliments gras.

A côté des aliments gras, on doit donner une large part aux aliments azotés. On choisira les substances facilement digestibles, sans grand résidu.

Composition du régime. — *Boissons* : Rien de spécial, toutes les boissons saines sont à recommander.

Eaux : Les eaux minérales de table, les eaux potables contenant une certaine quantité de sels de chaux sont incontestablement utiles aux tuberculeux. C'est de l'alimentation et c'est aussi de la médication. Ce moyen de donner des sels de chaux supplée à l'administration des phosphates, des glycéro-phosphates de chaux.

Les mêmes eaux chargées d'une faible quantité de principes ferrigineux obvient à l'anémie, sans faire craindre des poussées congestives, quand on se tient dans des limites raisonnables.

Boissons alcooliques : L'alcoolisme aboutit parfois à la tuberculose. Toutefois on doit faire entrer l'alcool dans le régime des tuberculeux, mais usage ne veut pas dire abus. Vins généreux au goût du malade, bière de marques diverses, liqueurs alcooliques de bonne nature, cognac, rhum, doivent figurer aux repas du poitrinaire.

Lait : Une mention à part est à faire du lait, soit naturel, qu'il soit de vache, d'ânesse, de chèvre, soit fermenté, petit-lait, képhyr, koumys. Le lait, à la fois boisson et aliment presque complet, diurétique, substance aseptique, rend en médecine les plus grands services.

Pain : Le pain de luxe a tous les désavantages, peu nutritif, mal cuit ; on doit lui préférer le pain bis ordinaire, ou le pain légèrement chargé de son fin, mais pas le pain complet qui est indigeste ou qui irrite la muqueuse stomacale, dont nous devons avoir tant de respect.

Viandes : Toutes les viandes faciles à digérer rouges et blanches et surtout les grasses : bœuf, mouton, toutes deux rôties ou grillées, parfois cru, le jambon fumée cru ou grillé.

Le foie de volaille, le foie des autres animaux convient aussi.

Dans des cas spéciaux, poudre de viande, à la dose de 30 à 100, graduellement par jour.

Tous les poissons ; l'anguille est spécialement à signaler en raison de sa contenance en graisse.

Les huîtres en renferment aussi une certaine quantité, ainsi que du phosphore combiné.

Beurre.

Œufs modérément cuits, mollets ou crus, gobés encore tièdes.

Féculents en nature ou en poudre ; parmi les farines, celles d'avoine, de maïs (polenta) et surtout de millet (sorgho) renferment beaucoup de graisse. 30 à 100 grammes par jour.

Huiles végétales.

Légumes cuits, d'après Knopf, à la vapeur, avec peu de sel ; l'eau enlève les éléments nutritifs.

Fruits : Les noix, les noisettes, les olives fournissent aussi de la graisse.

MODE D'ADMINISTRATION, REPAS. — L'ordonnancement des repas, dans le régime de suralimentation des tuberculeux, subit des modifications subordonnées à l'état même du sujet et des habitudes culinaires.

Les aliments destinés à l'engraissement des tuberculeux sont pris par ceux-ci à dose suffisante à table avec la cuiller ou la fourchette, c'est le genre d'administration *naturelle* le plus communément pratiqué.

D'autres fois, on introduit les aliments préparés à cet effet à l'aide de la sonde œsophagienne, c'est le *gavage* ou administration *artificielle*. Dans ces conditions, le malade prend chaque jour un certain nombre de repas (Debove).

Dans nos contrées, on fera bien de conserver le nombre et les heures de repas consacrés par une longue habitude. On fera donc faire au tuberculeux :

1° Un déjeuner du matin à 7 ou 8 heures, composé de lait, café au lait, chocolat, au besoin un œuf ou une bouillie de farine au lait, ou thé avec pain et beurre ; .

2° Un déjeuner à midi, repas substantiel avec viande, légumes, dessert, etc. ;

3° Un goûter vers 3 heures et demie à 4 heures. Cette collation, habituelle dans une certaine classe de la société, est peu recommandable en général chez les gens bien portants, sauf chez les enfants au-dessous de dix ans. Elle est surtout mauvaise par sa composition, gâteaux, sucreries, etc. Pour les tuberculeux, c'est un moyen de trouver un surcroît d'alimentation.

Ce goûter, en tous cas, doit être sobre, peu copieux, un verre de lait, un œuf cru, un sandwich ;

4° Un dîner vers 7 heures et demie ; ce dernier repas, quoique composé d'un potage, de viande, de légumes et de dessert, doit, à cause du coucher proche, être plus modeste que le déjeuner.

5° Un verre de lait pour la nuit, si le malade se réveille.

Voilà dans notre pays la manière de diriger l'alimentation spéciale chez les tuberculeux.

Cette méthode française comprend donc un nombre petit de repas espacés.

Régimes des Sanatoria. — Méthode allemande. — En Allemagne, par suite des mœurs gastronomiques différentes, le régime des tuberculeux se fixe d'autre façon.

Voici comment le Dr Dethveiler dirige l'alimentation des tuberculeux du sanatorium de Falkenstein. C'est le système des repas multiples, répétés, mais peu chargés :

1° Entre 7 et 8 heures du matin, premier déjeuner : pain blanc avec beurre et miel, suivi de l'ingestion d'un quart ou un tiers de litre de lait avalé lentement et à petites gorgées ;

2° A 10 heures, un deuxième déjeuner : pain, beurre, viande froide, fruits, etc. ;

3° A 1 heure, dîner, repas le plus important

de la journée, fait de mets variés et succulents, accompagnés de 1 à 2 verres de vin ;

4º A 4 heures, un verre de lait avec pain beurré ;

5º A 7 heures, souper, viande rôtie et viande froide, purée de pommes, riz, une salade, de la compote et du vin ;

6º A 9 heures, un verre de lait additionné de 3 à 4 cuillerées à café de cognac.

MÉTHODE FRANÇAISE. — Voici pour nos sanatoria français la méthode adoptée :

Au sanatorium libre du Canigou près Vernet-les-Bains (Pyrénées-Orientales), M. le D^r Ch. Sabourin, d'après une communication écrite, ne s'occupe plus dans sa cure, depuis longtemps de la ration alimentaire de ses malades, au point de vue théorique.

Les tuberculeux pouvant manger, se nourrissent à la mode française, c'est-à-dire :

1º Petit déjeuner à volonté, le matin ;

2º Grand déjeuner de table d'hôte, à midi ;

3º Grand dîner de table d'hôte, à 7 heures du soir.

Quelques-uns goûtent à 3 heures et demie. C'est le régime français que nous avons indiqué plus haut.

Ceux des tuberculeux qui mangent mal et ont besoin de faire tomber le thermomètre prennent, entre les repas, de 100 à 500 et 600 grammes de viande crue en pulpe. C'est le meilleur antifébrile que connaisse M. le Dr Sabourin, avec le repos sur la chaise longue.

Ce régime des sanatoria s'applique plus spécialement aux tuberculeux adultes.

Régime des enfants tuberculeux. — Voici à titre de renseignement un document utile à consigner, pour la direction de l'alimentation des *enfants tuberculeux*, c'est la ration journalière consommée par les petits malades à l'hôpital d'Ormesson de l'Œuvre des Enfants tuberculeux, d'après M. le Dr R. Blache (1) :

Potage varié.
Pain .... 150 à 200 grammes.
Viande .... 125 à 150 —
Légumes et fruits (pommes
   de terre, haricots, pois,
   lentilles, pâtes alimen-
   taires).................. 4 à 7 décilitres.
Vin (ou lait).............. 1/6 de litre.

ADMINISTRATION. — Cette ration quotidienne se répartit entre les différents repas suivants :

Petit repas du matin : Soupe, café au lait ou chocolat (1/4 ou 1/3 de litre de lait).

Déjeuner de 11 heures : Menu varié, viande et légumes.

Petit repas de 3 heures et demie : Pain à discrétion et un quart litre de lait.

Dîner de 6 heures : Menu varié, viande et légumes.

Alimentation artificielle ou gavage. — Au lieu de faire prendre les aliments à la fourchette et à la cuiller, on peut être obligé de nourrir les tuberculeux à la sonde œsophagienne.

(1) R. Blache, *Académie de médecine*, 12 novembre 1895.

Cette manière d'introduire les aliments entraîne la nécessité de préparer les aliments d'une façon spéciale.

Ici, la cuisine et la pharmacie se prêtent un mutuel secours. La variété des menus en souffre. On ne peut faire passer par la sonde que des liquides ou des mélanges sirupeux.

Voici les recettes :

Lait..........................	1/2 litre.
Œuf battu...................	Un.
Poudre de viande............	Une cuillerée à bouche.
Sel..........................	Une pincée.

On doit dans la journée renouveler la même préparation 3 à 4 fois.

Poudre de viande.........	
Poudre de lentille ou autre	āā une cuillerée à bouche.
féculent................	

Délayer dans :

Cognac, rhum ou punch......	Une cuillerée à bouche.

Donner la consistance voulue à l'aide de :

Lait ou bouillon..............	1/3 à 1/2 litre.

Ou encore :

Viande fraîche de bœuf ou de mouton, râpée ou tamisée.	60 à 80 grammes.

ou encore faite en consommé dans marmite américaine :

Œuf battu................	Un.
Sel	Une pincée.
Lait ou thé, ou café, ou chocolat......................	1/3 à 1/2 litre.

On voit qu'on peut varier dans une certaine mesure les aliments introduits par la sonde, selon les indications *viande*, *œuf*, *féculents*, *toniques*.

On peut introduire un peu de vin, un verre environ. Voir pages 57 et suivantes.

La préparation culinaire appelée *thé de bœuf*, employée largement par les Anglais pour l'alimentation des convalescents, remplit les conditions désirables pour être utilisée dans le gavage.

EFFETS. — En dehors de l'aspect général du malade, de l'embonpoint qui revient, du poids qui augmente, on constate une augmentation du nombre des hématies ; l'excrétion d'acide carbonique par le poumon et celle d'urée par le rein marquent des chiffres plus élevés. Toutefois il y a une forte quantité d'acide urique. La suralimentation crée comme un arthritisme artificiel.

Lorsqu'on pèse les malades tous les huit jours, on constate un accroissement de poids.

L'augmentation de poids est plus marquée chez les tuberculeux indigents, soumis à des privations antérieures, que chez les sujets riches.

Au sanatorium de Schwendi, récemment inauguré en Suisse pour tuberculeux indigents et où la suralimentation est l'élément principal du traitement, l'augmentation de poids sur 99 malades traités a été de 2 à 4 kilos après le premier mois, de 4 à 7 kilogs après le second. Elle a atteint parfois 10 kilogs et plus après trois mois de traitement.

On sait avec quelle discipline toute militaire, possible dans les pays de langue allemande, sont menés les malades dans les sanatoria étrangers, dont Falkenstein est le type.

Il faut avouer que si cette rigueur peut coûter à nos nationaux d'humeur gauloise et frondeuse, elle n'en est pas moins désirable pour le profit même du malade.

INCONVÉNIENTS. — L'alimentation exagérée à laquelle on soumet, avec raison, le tuberculeux ne va pas sans quelques désagréments. Nous devons ménager l'estomac du tuberculeux sous peine de nous priver de notre plus puissant moyen de curation.

On observe de temps en temps des périodes d'intolérance, caractérisées par du mal de tête, de la dyspnée, des palpitations, des nausées, des vertiges.

Cette intolérance traduit une accumulation momentanée de toxines, produites par l'encombrement alimentaire.

Un purgatif, le régime lacté, remettent tout en état.

Si l'estomac supporte bien les liquides, si l'on ne craint pas la dilatation, on aura soin de faire absorber quotidiennement une assez grande quantité de liquide, pour établir un bon lavage de l'organisme par le rein.

La forte production d'acide urique qu'entraîne la suralimentation retentit, lorsqu'on n'y prend garde, sur l'organisme du tuberculeux. Névralgies, migraines, hémorrhoïdes, eczéma, cancer même, d'après M. Grancher, peuvent s'observer.

On pensera donc de temps en temps, à diminuer les aliments azotés et à faire le lavage de l'organisme, par des diurétiques, des purgatifs.

2° Régime dans les autres maladies des poumons.

Dans la pleurésie, la bronchite, l'emphysème, etc., le régime ne diffère pas sensiblement des régimes généraux.

ARTICLE X. — RÉGIME DES ARTÉRIO-SCLÉREUX ET DES CARDIAQUES.

BASE DU RÉGIME. — A côté du traitement pharmaceutique, la diététique joue un rôle important dans la cure de l'artério-sclérose et des cardiopathies diverses.

Certaines considérations doivent guider le médecin dans l'établissement du régime convenable.

L'existence de l'hypertension artérielle exige qu'on maintienne la consommation des liquides dans une mesure modérée.

Le fonctionnement plus ou moins insuffisant du foie et du rein force à réduire le plus possible les causes d'auto-intoxications gastro-intestinales, puisque ces organes ne peuvent plus accomplir la dépuration comme à l'état normal.

On peut par le régime remplir ces indications.

COMPOSITION DU RÉGIME. — Le régime des artério-cléreux et des cardiaques emprunte ses éléments au *régime lacté* et au *régime végétarien*.

A l'aide de la combinaison de ces deux régimes, qu'on peut varier de façons différentes, on parvient au résultat demandé.

On peut parfois s'en tenir à ce régime, qui n'est en somme qu'un régime végétarien, dans lequel le lait entre pour une grande part.

Mais il est souvent difficile de maintenir longtemps les malades à ce régime d'abstinence de viande.

Aussi certains auteurs ont introduit quelques atténuations et permettent l'usage de la viande à des intervalles le plus courts possible.

Voici les modifications que M. Huchard fait subir au régime lacté, chez les artério-scléreux et chez les cardiopathes, atteints de dyspnée; cette dyspnée, en dehors des cas de congestion pulmonaire, reconnaît comme cause l'auto-intoxication, d'où le nom de *dyspnée toxique* ou *ptomaïnique* (H. Huchard).

1° Au début du traitement, quinze jours de régime lacté exclusif, avec reprise ultérieure du lait deux fois par mois, pendant cinq jours, avec une ration de 3 à 4 litres de lait.

Dans le cas de dyspnée à paroxysmes nocturnes, on fait prendre le lait en grande quantité et l'on en prolonge l'administration le plus tard possible dans la soirée ou la nuit.

2° Entre les périodes de régime lacté, on institue le régime suivant :

Lait : 1 litre à 2 litres par jour.

Quelques œufs.

Viande, en petite quantité, au repas de midi seulement.

15.

Légumes en purée.

Fruits en compotes ; raisin.

Avant la reprise du régime lacté, on permet quatre jours de viande.

A éviter toujours :

Bouillons, potages gras en excès.

Viandes faisandées, marinées et peu cuites, ainsi que le gibier.

Conserves alimentaires diverses.

Poissons et surtout poissons de mer, mollusques, crustacés.

Fromages faits, odorants.

Thé, liqueurs.

Effets. — En général, lorsqu'on soumet à ce régime des artério-scléreux ou des cardiaques chez lesquels les divers organes sont encore capables de fonctionner, par suite de la modération des lésions, on voit l'amélioration manifeste de leur état survenir.

Un des premiers symptômes qui s'amende est la dyspnée.

L'établissement de la diurèse, l'élimination plus rapide des toxines (urine à coefficient de toxicité d'abord élevé, puis faible) constitue un des effets favorables du régime.

Chez les asystoliques, les prescriptions diététiques les rétablissent encore, mais pour quelque temps seulement.

Indications. — On peut dès la constatation d'une lésion cardiaque imposer aux malades un régime approprié. Il est certain qu'on devra, tant que la lésion reste compensée, s'en tenir à des prescriptions peu sévères, et n'agir avec rigueur que lorsqu'apparaîtront les phénomènes qui annoncent la venue de l'insuffisance cardiaque.

Article XI. — Régime dans les maladies nerveuses.

Régime des migraineux.

Base du régime. — Il peut paraître un peu bizarre d'instituer un régime des migraineux. Si l'on considère toutefois que la migraine fait partie des manifestations de l'arthritisme et qu'elle semble se rattacher aux troubles dyspeptiques, il n'y a rien d'extraordinaire que l'idée soit venue de soumettre les migraineux à un régime.

Le Dr J.-H. Kellogg (de Battle Creek) en fait même un mode de traitement de la migraine avec accès fréquents.

L'observation lui a montré que les viandes et les substances amylacées mal digérées provoquaient la migraine.

Composition. — Pain grillé et en petites quantités, ou biscottes bien sèches.

Viande : Pas de viande.

OEufs.

Légumes verts.

Fruits : Noix.

Boissons : Lait ou mieux koumys.

Ni vinaigre, ni citron, ni thé, ni café.

Régime des neurasthéniques.

BASE. — Les neurasthéniques sont souvent des dilatés, il y a donc à fois à tenir compte et de l'affaiblissement du système nerveux et de l'état gastro-intestinal.

D'une façon générale, un régime carné convient mieux aux neurasthéniques déprimés et un régime végétarien aux neurasthéniques excités.

COMPOSITION. — Potages épais.

Pain rassis ou grillé.

Viandes rôties et grillées, bouillies, mais très cuites et tendres, bœuf, mouton, veau.

Poissons maigres.

Légumes frais, en purée, pommes de terre, lentilles, pois, châtaignes.

Fruits ; Fraises, raisins, pêches.

Boissons : *Eau pure* ou additionnée d'un peu de rhum ou de vin blanc, bière.

Pas de vin rouge. G. Sée conseille cependant les vins riches en tannin : Bourgogne, Bordeaux, Beaujolais.

MODE D'ADMINISTRATION. — En trois repas.

MÉTHODE DE WEIR MITCHELL. — Le malade doit être au repos absolu, et même au lit.

1er jour : Lait, 1 litre par fractions de 100 à 120 centimètres cubes toutes les deux heures.

2º, 3º, 4º jours : Lait, porté plus ou moins rapidement à 2 litres, et pris toutes les trois heures.

Au réveil, tasse de café sans sucre.

5º jour : Léger déjeuner en plus, un œuf par exemple.

7e jour : Côtelette de mouton à midi encore en plus.

9° jour : On ajoute encore pain et beurre, trois fois par jour.

11° jour : *Trois repas complets.*

Boissons : 1 litre et demi à 2 litres de lait ; 60 à 120 centimètres cubes d'extrait fluide de malt.

Potages, bouillon : On doit préférer le bouillon de bœuf. Weir Mitchell en donne la recette culinaire : on hache 500 grammes de bœuf cru au besoin grillé rapidement sur un côté, et on les met dans une bouteille avec 500 centimètres cubes d'eau et 5 gouttes d'acide chlorhydrique. On conserve cette préparation toute une nuit dans de la glace ou dans un endroit très frais ; le matin, la bouteille est placée dans de l'eau maintenue à la température de 35° ; elle y reste deux heures environ. On jette ensuite son contenu sur une toile et on exprime.

C'est à peu près le bouillon fortifiant de Liebig, composé de 250 grammes de bœuf haché, 560 grammes d'eau, 4 gouttes d'acide chlorhydrique, 3 grammes de chlorure de sodium, que Debout critiquait à cause de son odeur.

2° semaine : Bouillon précédent en trois fois dans la journée.

4° semaine : On ajoute 15 grammes d'huile de foie de morue pure ou émulsionnée.

On tolère, selon les habitudes, l'alcool à la dose de 30 grammes d'eau-de-vie dans du lait, ou bien un verre de champagne ou de bordeaux.

Voici une journée complète au point de vue alimentaire (Weir Mittchell) :

A 7 heures, café.

A 8 heures, fer et extrait de malt : déjeuner composé d'une côtelette avec pain et beurre ; 1 verre et demi de lait.

A 11 heures, soupe crue.

A 2 heures, fer et malt ; dîner au goût du malade, avec 180 centimètres cubes de champagne sec ou de bourgogne. A la fin du repas, 1 ou 2 verres de lait.

A 4 heures, soupe crue.

A 7 heures, fer, malt, pain et beurre, quelques fruits et 2 verres de lait.

A 9 heures, soupe crue.

Régime des phosphaturiques.

BASE DU RÉGIME. — La phosphaturie peut être essentielle ou symptomatique.

Elle traduit la dénutrition des organes qui renferment du phosphore combiné, comme le système nerveux.

Il y a donc un double but à atteindre pour l'établissement d'un régime qui concourt à la guérison, parfois avec autant d'action que le traitement thérapeutique employé en même temps :

1° Fournir par l'alimentation une grande quantité de phosphates pour réparer les pertes faites par l'organisme.

2° Diminuer les acides qui favorisent la dissolution des phosphates et exagèrent leur élimination. Donc, modération du côté des sucres et des féculents.

Composition. — *Pain.*

Viandes : Bœuf, mouton, plus riches en phosphates que les viandes blanches, cervelle, ris de veau, foie gras.

Gibiers à plumes : Alouettes, mauviettes.

Poissons : Laitance, caviar frais, huîtres, moules.

Les *œufs* représentent l'aliment phosphaté par excellence.

Légumes verts : Navets, fèves, haricots rouges, pois, lentilles, raves, choux blancs, céleri, artichauts, endives.

Fruits.

Pas de pâtisseries.

Boissons : On doit préférer le *lait* pur ou mieux *écrémé*.

Le vin rouge léger et coupé d'eau.

On peut permettre le café après les repas.

Article XII. — Régimes dans les maladies de l'estomac.

Régimes généraux dans les maladies de l'estomac.

Base du régime. — Il existe un certain nombre de préceptes applicables à la majorité des dyspepsies. Voici ce qu'on a indiqué comme règles générales ;

Le dyspeptique s'abstiendra d'une façon absolue :

1° De mets fortement épicés de condiments : poivre, moutarde, piment, pickles, etc.; de hors-d'œuvre, souvent épicés, toujours de digestion difficile ; de sauces de haut goût ;

2° De légumes verts et crus, de salades, qui fournissent une surcharge indigeste; de vinaigre et d'acides, qui irritent la muqueuse ;

3° Comme viande, exclure la viande d'oie, la charcuterie. Faire exception pourtant pour le jambon maigre, qui se digère admirablement. Défendre le gibier faisandé, riche en toxines ; défendre les viandes bouillies au pot ;

4° Exclure les sucreries et pâtisseries, car le sucre est un aliment facilement fermentescible.

A côté de ces proscriptions absolues, on recommandera de n'user qu'avec modération :

De pain, surtout de mie, préférer le pain grillé ; d'aliments gras, en particulier de sauces grasses confectionnées avec les graisses d'animaux, ou l'huile; de fritures. Le beurre frais et la crème, ainsi que le jaune d'œuf ou les fromages frais, sont les formes sous lesquelles la graisse est le mieux supportée.

Préférer en général les fruits cuits aux fruits crus, les fruits doux aux fruits acides.

Indications. — L'état de plus ou moins mauvais fonctionnement du tube digestif, la nature des troubles dyspeptiques créent les indications.

Composition. — La composition du régime variera selon les circonstances.

Pour les régimes généraux nous donnons les tableaux suivants, empruntés à M. Alb. Mathieu qui s'est occupé d'une façon toute particulière de cette question.

Régimes du Dr Albert Mathieu. — Régime n° 1. — Composition. — *Boissons.* — Lait : deux litres par jour (une partie sera prise sous forme de potage au lait).

Autre boisson, s'il y a lieu ; eau pure, eau minérale indifférente (Évian, Alet, Contrexéville).

Infusion chaude légère (thé, camomille, feuilles d'oranger).

Aliments. — Œufs à la coque ou brouillés.

Viande crue, finement divisée : 100 à 200 gr.

Viande rôtie, mondée et finement divisée.

Volaille jeune, ris de veau, pigeon ou cervelle bouillis.

Poissons bouillis (sole, turbot, brochet).

Purée de pommes de terre ou pommes de terre à l'anglaise.

Pas d'épices, peu de sel.

Gâteaux secs ou biscotte.

Mode d'administration. — *7 à 8 heures du matin* : environ un demi-litre de lait.

11 heures : Viande crue ou volaille, ou poisson bouilli.

2 heures : Lait, 250 à 500 grammes.

6 heures : Potage au lait épais (tapioca, semoule, farine de riz, vermicelle fin), avec ou sans jaune d'œuf.

2 œufs à la coque brouillés.

Volaille ou poisson bouilli.

Lait, eau ou infusion chaude.

9 heures : Lait.

Bien mâcher, manger lentement.

Régime n° 2. — Composition. — *Boissons* : Lait, eau minérale indifférente (Évian, Alet, Contrexéville au choix).

Infusions modérément chaudes : thé léger chaud, infusions de camomille, de feuilles d'oranger, faiblement sucrées.

Aliments : Œufs à la coque ou brouillés.

Viandes grillées ou rôties. Jambon peu salé.

Viandes rôties chaudes ou froides, mais bien divisées et mondées, volailles bouillies.

Poissons maigres bouillis (sole, turbot, brochet).

Merlan frit, sole frite (faire frire dans une couche épaisse de pâte, ne pas manger la peau).

Purée de pommes de terre.

Purées de légumes secs, julienne.

Légumes verts, cuits et passés.

Choux-fleurs cuits à l'eau (sans les côtes).

Pas d'épices, pas de poivre. Aliments aussi peu salés que possible.

Fruits cuits passés. Marmelade de pommes.

Pain grillé, rassis, quantité variable selon les cas.

Biscottes, biscotte de légumine.

Gâteaux secs, non sucrés.

Mode d'administration. — Trois repas par jour (7 à 8 heures du matin, 11 heures à midi, 7 heures du soir).

Une tasse de lait entre 4 et 5 heures.

Premier déjeuner : Un œuf à la coque et une tasse de lait.

Second déjeuner : OEufs à la coque ou brouillés.

Viande ou poisson.

Purée de légumes.

Fruits cuits.

Dîner : Potage au lait de préférence (potage épais au tapioca, à la semoule, à la farine de riz, au vermicelle fin).

Bien mâcher. Manger lentement.

Cuisine des dyspeptiques.

PRINCIPES GÉNÉRAUX. — Pour la pratique médicale, cette médecine en action journalière, il n'y a pas de détail inutile. Dans la question des régimes alimentaires, le médecin ne peut véritablement imposer sa volonté qu'en se doublant d'un cuisinier. Il y a intérêt à ce qu'il sache indiquer la confection de tel ou tel plat qu'il recommande. A le voir aussi expert en la matière, on prend confiance.

Lorsque nous faisons des recommandations diététiques, nous nous heurtons le plus souvent au parti pris des cuisiniers. A nos prescriptions ils objectent l'impossibilité de composer un menu présentable. Toutes les restrictions que nous apportons à leurs habitudes les plus chères, suppression des mets de haut goût, des condiments et des épices divers, restriction dans l'emploi du beurre, du sucre, des sauces compliquées, etc., nous les aliènent tout d'abord.

Pour vaincre cette résistance et l'emporter de haute lutte, nous devons être capables de leur démontrer clairement leur erreur.

Du reste la démonstration en est faite depuis longtemps pour certaines stations étrangères, en Allemagne par exemple, où l'hôtelier obéit scrupuleusement aux ordres du médecin et ne se permettrait pas, malgré la prière de son client, la moindre infraction au régime prescrit.

Cette bonne coutume, si profitable aux malades, s'implante heureusement chez nous, grâce aux efforts de nos confrères d'eaux. Il y a à Vichy, par exemple, des tables spéciales pour diabétiques. A Châtel-Guyon, à Saint-Nectaire et dans d'autres stations thermales, il y a possibilité pour les dyspeptiques de faire exécuter le régime indiqué. Il faut souhaiter que la mesure se généralise à toutes les stations, surtout à celles destinées, par la nature des eaux minérales, à la cure des affections stomacales et aux maladies qui comprennent un régime dans leur traitement.

PRINCIPES GÉNÉRAUX. — La cuisine des dyspeptiques se base sur quelques principes généraux d'une importance capitale. On doit les avoir sans cesse à l'esprit et s'en servir comme pierre de touche pour reconnaître si tel ou tel plat peut être servi sur la table des malades.

1° *Donner le maximum d'aliments sous un volume minimum.*

2° *Présenter les aliments sous une forme qui entraîne le minimum possible d'irritation stomacale.*

Le premier principe a pour but de satisfaire à la ration exigée et de n'employer à ce sujet que des parties utilisables.

Pour cela, on rejette des viandes toutes les parties tendineuses, fibreuses, celluleuses, tous les cordons vasculaires ; on préfère des morceaux tout de fibres musculaires comme le filet, on râpe, on hache, on mouline la viande.

Pour les végétaux, on supprime toutes les parties cellulosiques, les enveloppes, d'où la forme de purée très cuite habituellement adoptée.

Pas d'épices, pas de sauces irritantes.

Pour satisfaire au second principe, on doit *réduire au minimum les fermentations anormales.*

C'est cette raison qui fait éloigner le plus possible les aliments dans lesquels la fermentation n'est pas arrêtée par suite d'une imparfaite cuisson, la mie de pain, les pâtisseries à cause du sucre ou du beurre, ou qui peuvent fermenter, les graisses, les sucres, les vins, etc.

Toutes viandes et tous autres produits avancés doivent être rigoureusement exclus, gibier, viandes trop mortifiées, légumes ou mets fermentés, etc.

Menus et recettes culinaires. — Pour procéder avec logique dans cette énumération de mets à préparer pour les dyspeptiques, nous conserverons ici l'ordre dans lequel défilent sur nos tables les principaux services d'un repas.

D'abord quelques renseignements sur les accessoires ou accommodements, les condiments divers et les sauces.

Condiments.

A PERMETTRE.	A DÉFENDRE.
Sel.	Poivre ordinaire, blanc, poivre long, poivre de Cayenne.
Thym.	Piment.
Laurier.	Epices (quatre épices).
Oignon.	Clous de girofle.
	Moutarde.
	Safran.
	Muscade.
	Cannelle.
	Ail, échalote.
	Cornichons, câpres, pickles et autres produits confits au vinaigre.
	Truffe.

Sauces.

A PERMETTRE.	A DÉFENDRE.
Sauce blanche (très cuite, avec jaune d'œuf).	Roux.
Sauce à la crème, avec très peu de beurre et très bon.	Mayonnaise.
	Aioli.
	Sauce tomate.
	Sauce crevette.
	Vinaigrette.
	Sauce verte.

Sauce blanche mousseline. — Voici une manière d'avoir une sauce blanche, bien tolérée par la plupart des dyspeptiques.

Délayer, sans laisser de grumeaux, un peu de bonne et fine farine ordinaire, ou bien de fécule ou encore de riz et même de maïs (maizaline).

Faire cuire en tournant, jusqu'à ce que la farine prenne l'aspect transparent.

Ajouter une forte proportion de lait crémeux, bien délayer à nouveau et faire réduire, en tournant toujours, jusqu'à ce que la sauce soit bien épaisse, sans être brûlée ni attachée.

Casser un œuf ; ajouter et bien mêler le jaune à la sauce faite ; remettre un peu au feu. Saler convenablement.

Battre le blanc en neige et l'incorporer très rapidement à la sauce.

Cette sauce peut servir à accompagner bien des mets : œufs pochés, fonds d'artichauts, etc.

Potages.

Les dyspeptiques peuvent user des potages, et même de la plupart de ceux que l'on sert sur nos tables, mais sous trois conditions :

Qu'ils soient *très épais*.

Que le pain, les farines, semoules, pâtes, etc., qu'on y incorpore soient *très cuits*, et que les *légumes soient passés*.

Qu'il n'y ait pas d'épices, poivre, ail, etc., du sel seulement ; une trace de tomate peut être tolérée comme aromate, mais exceptionnellement.

A RECOMMANDER.	A DÉFENDRE.
Bouillon de viande : de bœuf, de veau.	Bouillon au pain ordinaire non recuit, trempé.
Bouillon de volaille : de poulet, de pintade, de faisan.	Bouillon aux pâtes grossières.
Bouillon de reptiles : de	Bouillabaisse provençale.

A RECOMMANDER.	A DÉFENDRE.
grenouille, de tortue vraie (et non au museau de bœuf).	Potage bisque et autres potages épicés.
Bouillons divers : Nid de salangane ou hirondelle de Chine.	
Trempé au pain grillé.	Potage au pain trempé.
Tapioca, sagou, manioc, arrow-root.	
Semoule de gruau, de maïs blanc, jaune.	
Farines et fécules de gruau, de maïs, d'avoine, de révalescière.	
Julienne, carotte passée.	Potage au poireau.
OEuf (potage velouté à la viande râpée).	— à l'oseille.
Au lait : au tapioca et pâtes, farine cuite.	— à l'oignon.
	— à la purée légère.
Panade au pain très cuite.	— aux croûtons (purée Crécy, etc.).
Au beurre et à l'eau.	

Hors-d'œuvre.

A RECOMMANDER.	A DÉFENDRE.
Saucisson maigre : Saucisson de Lyon, mortadelle (retirer le gras).	Charcuterie en général.
	Anchois, sardines.
	Olives.
Jambon fumé maigre, peu salé.	Radis roses, radis noirs.
	Céleri, raifort.
	Concombre.

Entremets.

OEufs. — Les œufs de poule, de même du reste que les autres œufs, mais d'un usage moins courant, œufs de dinde, de canard, de faisan, de tortue, sont une des grandes ressources pour la table des dyspeptiques.

Les apprêts qu'on leur fait subir modifient le degré de digestibilité de cet excellent aliment.

Pour la plupart des estomacs, voici l'ordre de digestibilité ordinaire des œufs préparés :

FACILEMENT DIGÉRÉS.	DIFFICILEMENT DIGÉRÉS.
Œufs à la coque mollets.	Œufs sur le plat.
Œufs brouillés peu cuits : simples, au beurre, au lait, à la crème.	Œufs durs nature et en combinaisons diverses.
Œufs pochés : au bouillon, au lait.	Œufs frits.
Œufs au lait peu sucrés, peu cuits.	Œuf farcis.

Voici quelques recettes utilisables :

Œufs à la coque, mollets. — Rien de plus difficile que de faire un œuf à la coque au point de vue des cuisinières. Rien de plus facile cependant.

Mettre dans une casserole d'une grandeur proportionnée au nombre d'œufs, une quantité d'eau suffisante pour qu'un œuf soit complètement immergé, sans excès de liquide, soit un verre pour un seul œuf environ.

Faire bouillir à bouillon. Retirer rapidement du feu ou éteindre le gaz et plonger vivement les œufs dans l'eau bouillante. Couvrir.

Les œufs peuvent rester un quart d'heure et plus dans l'eau, jamais le blanc ne prendra.

Ce procédé basé sur la loi physique du partage de la chaleur entre l'eau et l'œuf est infaillible.

Si on exagère la quantité d'eau, ou si on ne retire pas l'eau bouillante du feu, le blanc se prend.

Il a l'avantage de permettre la préparation des œufs à la coque à l'avance.

Œufs brouillés à la crème. — Préparation préférable à celle au beurre. Prendre de la crème bien fraîche, une pincée de sel blanc. Casser les œufs dessus, mettre sur un feu doux, remuer. Retirer avant la prise des blancs.

Zabaglione ou sabayon. — Faire bouillir du bon vin blanc, sucrer et aromatiser au zeste de citron. Battre dedans un jaune d'œuf.

Viandes.

Par *ordre de préférence*, au point de vue de la digestibilité :

Bœuf.

Cheval, mulet, âne (qu'on a tort de ne pas plus employer).

Mouton.

Veau fait.

Volailles, poulet, pigeon, pintade.

Voici maintenant les *Accommodements.*

Viande crue : Viande hachée, moulinée, pulpée ou râpée. On peut hacher la viande crue au couteau ou au hachoir.

Le moulin à viande (fig. 10 à 12) peut remplir avantageusement cet office, même pour les viandes cuites.

En *nature* telle quelle, en boulettes roulées dans du gros sel, dans du sucre en poudre avec quelques gouttes de rhum.

La *viande râpée* s'incorpore bien à du *bouillon*, dans lequel on la jette sans recuire.

On mélange aussi la *viande râpée* à de la *purée de carotte*.

Fig. 11.   Fig. 10.

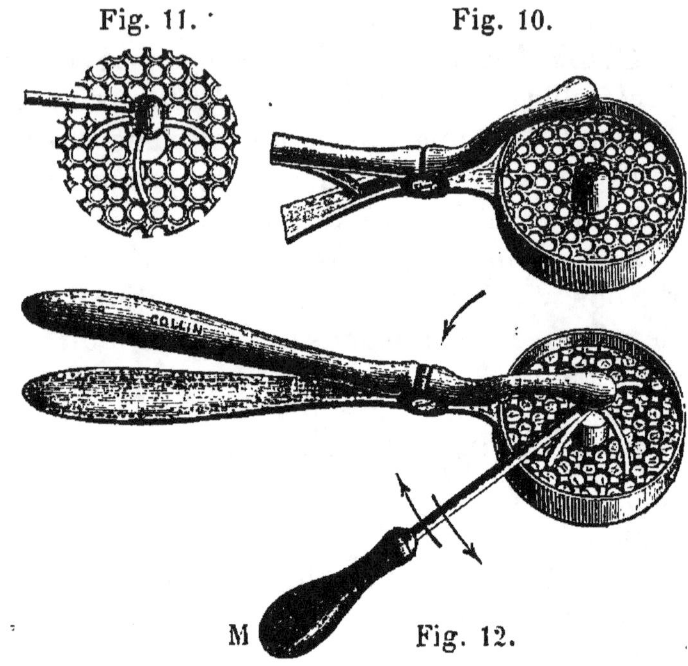

Fig. 10 à 12. Moulin à viande, pour réduire en pulpe la viande cuite. — Fig. 10. Cuvette dans laquelle on place la viande coupée par morceaux. — Fig. 11. Meule en acier, que l'on place par-dessus la viande. — Fig. 12. Appareil complet; serrer légèrement les branches et imprimer au manche M un mouvement de va-et-vient dans toute l'étendue de sa mobilité.

Viande râpée et confiture de groseilles, de framboises, de coings, de pommes, etc.; les acides végétaux étant permis, ce mets constitue une bonne préparation, agréable et nutritive au premier chef.

On peut composer des *sorbets à la viande*

râpée, comme au jus de viande, sorbets au rhum, au kirsch, au marasquin.

Viande cuite : Les dyspeptiques peuvent manger la viande cuite au naturel, sans grande différence avec les personnes bien portantes ; ce sont les sauces qu'on doit leur interdire.

Il faut faire attention à ce que les morceaux ne soient pas épais, de façon à ce que le centre ait atteint une température suffisante.

A RECOMMANDER.	A DÉFENDRE.
Viande *grillée* sur le gril à feu très vif (braise rouge dans un courant d'air).	Viande *frite* à la poêle, au beurre ou à l'huile.
Viande *rôtie* au four.	Viande *bouillie au pot*.
Viande *braisée, bouillie à la vapeur*.	Viande en *ragoût*.

Viande grillée et rôtie : On peut laisser consommer surtout le *filet de bœuf*, c'est le vrai morceau des dyspeptiques.

Le faux filet, l'entrecôte, le rosbif très tendre peuvent convenir servis *secs*, sans sauce ou avec *jus dégraissé*.

Viande braisée ou bouillie à la vapeur : La viande bouillie, prescrite aux dyspeptiques, n'a rien de commun avec la viande destinée à faire du bouillon. Cette dernière ne représente plus que la partie filamenteuse, c'est-à-dire indigeste.

Pour cuire la viande, on doit employer le moins d'eau possible, juste la quantité nécessaire pour qu'après réduction, le morceau n'attache pas à la casserole (Voir p. 283).

On peut avec avantage employer un ustensile qui permette de cuire seulement dans la vapeur, comme la daubière.

Sauces pour les viandes.

A TOLÉRER.	A DÉFENDRE.
Aux champignons (beurre très frais).	Au beurre d'anchois.
	A la Bercy (au vin).
Au madère (non poivré et le roux à peine blond).	A la Mirabeau (échalote).
	Aux olives.

Poissons.

A RECOMMANDER.	A DÉFENDRE.
Maigres : Sole.	*Gras* : Anguille de rivière.
Merlan.	Raie.
Truite.	Hareng.
Turbot.	Maquereau.
Mulet.	Poissons de mer en général.

Accommodements : Par ordre de tolérance : grillé, bouilli, frit.

Poisson grillé à la mie de pain : Gratter la peau avant la cuisson. Prendre de la mie de pain bien rassis, l'émietter très finement et saler ; rouler la pièce à griller dans cet émiettage, de façon à la bien revêtir.

Mettre sur le gril, retourner. La mie de pain doit être bien cuite.

On peut servir sec ou sur une sauce à la crème.

Purée de poisson ou bouillabaisse des dyspeptiques. Prendre des sortes de poissons à peu d'arêtes, faire cuire au court-bouillon doux.

Passer le poisson cuit à la passoire ou au tamis ; assaisonner au beurre, à la crème, au jaune d'œuf, selon les indications gastriques.

Poisson grillé : La pièce vidée, bien lavée, on pratique des incisions sur les côtes et on met sur un gril au feu ardent à tirage ou grilloir.

On enlève la peau pour le manger.

Poisson bouilli : Faire un court-bouillon peu épicé, oignon, carotte, à peine de laurier et de thym, de persil, sel, un peu de vin blanc, pas de vinaigre, pas de poivre, pas d'ail, pas de clou de girofle.

Employer un court-bouillon, juste suffisant pour cuire le poisson, d'où son nom, réduire à la cuisson et non faire un lavage qui enlève tous les principes nutritifs.

Poisson frit : Le poisson frit convient moins aux dyspeptiques, il est plutôt à tolérer qu'à recommander tout à fait.

Toutefois son mode de préparation peut lui enlever bien des inconvénients, en particulier la pénétration de la friture dans l'intérieur.

Voici deux façons de faire frire le poisson :

1° Le rouler dans une couche très épaisse de farine ou de pâte compacte.

2° Ou bien l'enrober avec un jaune d'œuf.

3° Cuire dans du beurre très frais, très chaud.

4° Enlever le revêtement de pâte et la peau en mangeant.

Légumes herbacés et farineux, racines, tubercules.

A RECOMMANDER.	A DÉFENDRE.
En purée : nature.	Entiers, frits : au beurre.
Au lait.	A la graisse de toute nature.
A la crème.	A l'huile.
A la crème et jaune d'œuf.	Sautés au beurre.
Au beurre très frais.	Aux lardons, au lard.

Cuisson : Tout ce que les cuisinières et même les maîtres d'hôtel appellent sur leur menu *légumes*, c'est-à-dire les légumes verts (pois, haricots verts), les farineux, les haricots en grain, les tubercules (pomme de terre), et les racines (carotte), ne peuvent être servis que cuits de deux façons selon le genre de végétal, cuits à l'eau ou mieux à la vapeur, ou cuits au four et réduits ensuite en purée.

La cuisson à la vapeur est la seule manière de ne pas dissoudre une très grande partie des principes nutritifs dans l'eau de cuisson ; on retirera grand avantage de se servir d'une *passoire à pied*. On y met les légumes nettoyés, grattés, lavés, etc. On place la passoire à pied dans une marmite contenant de l'eau bouillante additionnée de gros sel en quantité suffisante pour affleurer seulement le fond de la passoire à pied sans atteindre son contenu. Un lourd couvercle ferme la marmite. Les légumes cuisent ainsi dans la vapeur surchauffée sous pression et ne perdent rien de leur qualité,

Dans certains pays, existent de pareilles passoires adaptées à un récipient en terre. C'est ainsi que les Arabes font cuire leur kouskouss, qui n'est que de la farine granulée.

Confection de la purée : Les légumes suffisamment cuits, on les broie sur une passoire à l'aide d'un pilon ou on leur fait traverser un tamis, on obtient ainsi une purée bien divisée.

On peut servir tel quel, salé. C'est le cas, lorsque tout corps gras est interdit.

Autrement, on peut ajouter une petite quantité de très bon beurre, très frais ; mais en général jamais de graisse animale.

Dans certains cas, le beurre même doit être suppléé, soit par de la crème très fraîche ou un jaune d'œuf ou les deux.

Lorsqu'on désire faire absorber beaucoup de lait, tout en gardant un régime sec, on verse dans une casserole sur la purée nature, une grande quantité de lait et on fait réduire à feu plus ou moins doux, mais il faut tourner continuellement pour empêcher la purée d'attacher au fond de la casserole.

On doit servir lorsqu'on ne voit plus le lait suinter du mélange, c'est du lait solidifié.

On peut aussi assaisonner avec du bouillon fraîchement fait et dégraissé, s'il n'y a pas de contre-indications ; de même avec du jus de viande maigre, du sang ; comme tolérance, aromatiser avec un soupçon de tomate.

Pas de croûtons sautés.

On peut, si l'on veut, faire grattiner ou plutôt

rissoler au four sans chapelure un certain nombre de légumes ; l'adjonction d'un peu de gruyère ne conviendra pas à tous les estomacs.

A RECOMMANDER.	A ÉVITER.
Tubercules : Pommes de terre.	
Topinambour.	
Crosne.	
Fruits : Fond d'artichaut.	Tomates.
Potiron.	Aubergine.
Concombre.	
Choux-fleurs (sans côtes).	Choux.
Racines : Carotte.	Navets.
Légumes herbacés : Haricots verts.	Céleri.
	Oseille.
Pois verts.	
Maïs sucré d'Amérique.	
Pointes d'asperges.	
Epinards, pissenlits.	
Légumes farineux : Haricots en grain.	
Pois en grain, fèves.	
Lentilles d'Egypte roses ou d'Esaü.	
Riz.	
Champignons (?).	

La pomme de terre fournit beaucoup de ressources, voici un plat agréable à la vue et au goût :

Pommes de terre fourrées, en sabot ou déguisées : On donne, je crois, ces trois noms à cette préparation.

Prendre des pommes de terre un peu grosses et récentes, les brosser, frotter dans l'eau pour les nettoyer et leur enlever la première enveloppe ; les laver à grande eau et les essuyer.

Faire cuire au four.

Vider l'intérieur en creusant de manière à avoir une coque rissolée.

Bien mélanger l'intérieur vidé avec un peu de crème ou de lait crémeux et un jaune d'œuf, de façon à avoir une pâte très épaisse. Ajouter une pincée de sel.

Remettre cette pâte dans les coques vides. Dresser dans un plat. Passer au four ou au four de campagne. Servir chaud.

Fruits.

Les dyspeptiques doivent *éviter les fruits acides*, comme les groseilles à grappes, les oranges.

Ils ne consommeront que des fruits mûrs, faciles à peler, pêches, abricots (?), prunes (?).

Du raisin mûr on doit rejeter la peau et les pépins.

En général les fruits devront être présentés sous forme de compotes, faites avec des fruits bien écrasés, passés même, sans sucre, autant que possible, en se contentant du sucre naturellement contenu dans le parenchyme végétal.

Cuisson : On doit ajouter à peine d'eau, parfois, s'il est bien supporté un peu de vin blanc non acide, ou de madère, ou quelques gouttes de rhum ou de kirsch, mais pas d'aromates, pas de cannelle, pas de girofle, peut-être une trace de vanille.

La compote bien cuite, le jus doit être complètement réduit, de sorte qu'on sert une pâte ferme, et non des débris de fruits nageant dans une sauce.

Assaisonnement : En général on mange la compote nature, sans ou avec très peu de sucre.

On peut y incorporer à volonté, un jaune d'œuf. On bat les blancs en neige, on en pare la compote, à moins qu'on batte le tout ensemble, lorsque la compote est seulement tiède.

On peut confectionner ainsi des compotes de :

Fraises, framboises, mûres, cerises douces.

Pêches, abricots, prunes de reine-Claude, mirabelles.

Bananes, avocats de Japon.

Poires, pommes, coings (?) avec pommes, plutôt que seuls.

Les côtes de feuilles de rhubarbe peuvent donner une compote.

Au contraire de la compote, la confiture convient moins par son sucre.

Gâteaux et Pâtisseries.

En dehors des gâteaux secs non sucrés, genre Albert, ou les biscuits Troast, les cœurs d'Arras et le pain d'épice sec non aromatisé, il y a peu de choix.

Les dyspeptiques doivent se priver de la plupart des pâtisseries, presque toutes sucrées et chargées de beurre, de plus, presque toujours insuffisamment cuites.

Croûte à la brioche grillée et à la compote de fruits. — Voici une recette qui permet de remplir les indications diététiques et d'utiliser la brioche, peu tolérée autrement :

Couper par tranches minces d'un demi-centimètre d'épaisseur une bonne brioche d'une pâte bien levée, comme savent en fabriquer certains pâtissiers renommés.

Faites griller au four sur plusieurs feuilles doubles de papier destinés à absorber le beurre qui sortira à la chaleur ou de toute autre manière, pourvu qu'on obtienne l'expulsion du beurre et la dessiccation de la mie.

Lorsque les tranches ont acquis une belle couleur légèrement rousse, dressez-les dans un moule, une couche de brioche, une couche de compote épaisse de fruits, abricots surtout, mais aussi prunes ou pêches. Pressez le tout, démoulez. Servez.

On peut, si l'on n'a pas de moule, varier ainsi :

1º Disposez les tranches de brioche grillée régulièrement sur un plat. Jetez la compote épaisse au milieu ; servez tel quel chaud ou froid, selon le goût.

2º Apprêtez comme ci-dessus, mais en plus, battez des blancs d'œufs bien frais en neige ; faites-les rapidement prendre dans un liquide chaud, eau, lait, etc., couronnez-en votre plat de brioche et de compote et servez.

On peut incorporer les jaunes d'œuf dans la compote. Au besoin, on peut remplacer la brioche par du pain grillé.

Aux régimes généraux que nous venons de décrire, on peut ajouter les suivants, spéciaux aux hyperpeptiques, aux hyperchlorhydriques, aux dilatés, aux malades atteints de dyspepsie nervo-motrice, d'ulcère rond, de cancer, etc.:

Régime des hyperpeptiques.

A DÉFENDRE.	A CONSEILLER.
Boissons : vin (surtout vins de cru : Bordeaux, Bourgogne ; vins alcooliques : vins d'Espagne. d'Italie, etc.).	Surtout l'eau pure ou une eau minérale : Évian, Pougues, Alet, Vals, Chaudefour, etc...., coupée avec très peu de vin blanc, de la qualité dite des petits vins blancs, comme ceux récoltés dans le Centre.
Bières allemandes et anglaises.	Bière légère.
Café, liqueurs.	
Pain : Pain frais.	Pain grillé, biscottes.
	Potages épais.
Viande : Ragoûts, mets épicés, sauces, gibier surtout faisandé ; charcuterie, viandes de conserve ; viandes froides cuites de la veille.	Mouton et bœuf, bouillis, rôtis, grillés ou braisés, mangés sans sauce. Maigre de porc frais, jambon, cervelles, ris, pieds de veau.
Poissons : Poissons de mer, poissons d'eau stagnante, étangs, etc.	Poissons de rivières, sauf l'anguille.
Crustacés, coquillages.	
	OEufs peu cuits.
Féculents.	Nouilles, macaroni, féculents en purée.
Légumes : Légumes acides : tomate, oseille, etc.	Légumes verts.

Régime des hyperchlorhydriques.

BASE. — Le choix des aliments doit porter sur les substances qui excitent le moins la sécrétion du suc gastrique et surtout celle de l'acide chlorhydrique.

COMPOSITION. — On varie les régimes suivant le degré d'hyperchlorhydrie indiqué par l'examen du suc gastrique.

Voici, d'après M. le Dr Albert Mathieu (1), les régimes qui conviennent aux hyperchlorhydriques :

Premier régime. — Régime lacté, 2 litres 1/2 à 4 litres par jour ; un demi-litre environ toutes les trois heures. Au besoin, 100 grammes d'eau de chaux par litre de lait.

Gavage à la poudre de viande alcalinisée.

Poudre de viande, 100 à 200 grammes par jour ou viande crue pulpée, 200 grammes.

Deuxième régime. — Lait, 2 litres 1/2 à 3 litres (tout compris).

Œufs à la coque peu cuits.

Poudre de viande ou viande crue.

Potages au lait avec tapioca, pâtes, semoule, vermicelle fin.

Au besoin, 20 grammes de lactose par litre de lait.

Troisième régime. — Lait, 2 litres (potages compris).

(1) Albert Mathieu, *Le régime alimentaire dans le traitement des dyspepsies,* p. 275.

Potages au lait, comme ci-dessus.

Viande crue, 100 à 200 grammes, ou à défaut, viande rôtie, mondée, hachée.

Volaille, ris de veau, cervelle bouillie.

Purée de pommes de terre.

Gâteaux secs, biscotte.

Quatrième régime. — Lait en boisson au repas, ou à son défaut, eaux indifférentes, infusions modérément chaudes.

Pain grillé en quantité modérée.

Œufs à la coque ou brouillés.

Viandes grillées ou rôties, chaudes ou froides.

Jambon.

Poissons maigres, bouillis ou frits (merlan, sole).

Purée de pommes de terre. Pommes de terre bouillies.

Plus tard : Purée de légumes secs, de julienne, de choux-fleurs.

Légumes verts cuits.

Marmelade de pommes.

Gateaux secs ou biscotte. Biscotte de légumine.

Régime des dilatés.

1° *Régime sec.*

BASE DU RÉGIME. — Quelle que soit la théorie pathogénique qu'on adopte pour la dilatation de l'estomac, qu'on admette la priorité de la gastrectasie sur les troubles de la fonction stomacale ou bien qu'on fasse commencer la maladie par ces derniers dont l'atonie de l'organe résulterait, peu importe. Les conséquences de la stagnation des aliments dans l'estomac aboutissent à une série de symptômes sur lesquels on peut se baser pour établir le régime alimentaire approprié.

L'évacuation insuffisante de la poche gastrique amène, outre l'accumulation des liquides, liquides ingérés et liquides sécrétés, salive et sécrétion gastriques (suc gastrique et mucus), la fermentation anormale des aliments retenus et la formation, soit d'acide acétique, lactique, butyrique, soit de toxines de composition chimique plus complexe et moins connue dans leur nature intime.

Le régime alimentaire des dilatés doit donc être dirigé dans ce double but : 1° diminuer la quantité des liquides, 2° réduire au minimun les fermentations anomales.

On cherche aussi à nourrir le malade avec le plus petit volume d'aliments possible.

Plusieurs auteurs ont attaché leur nom au régime des dilatés ou régime sec. Les prescriptions de l'un ou de l'autre ne diffèrent que par quelques détails, mais la composition générale varie peu.

COMPOSITION DU RÉGIME. — Avant de mentionner ce qu'on doit prescrire, disons d'abord ce qu'on doit défendre.

ALIMENTS DÉFENDUS. — *Potages* : Dans le régime sec, on tend à réduire au minimum l'eau ingérée. On supprime donc les soupes et les potages ou bien on les transforme en les faisant épaissir à consistance de purée.

Boissons : Les vins rouges surtout, à cause du tannin et de l'acidité ; la bière, dont la fermentation n'est pas achevée.

Les eaux minérales trop gazeuses.

Pain : La mie de pain frais renferme encore du levain actif, qui continue à agir dans l'estomac.

Viandes : Les viandes saignantes, les viandes noires qui fournissent des toxines. Pas de ragoût. Pas de charcuterie, dont la viande n'a pas subi une cuisson suffisante.

Les graisses qui peuvent se transformer en acide butyrique.

Poissons : Les poissons gras ou frits, les mollusques, les crustacés.

Légumes : non cuits, les salades.

Fruits : verts et crus, les choux de Bruxelles, les choux, les choux-fleurs.

Les *fromages avancés*.

ALIMENTS PERMIS. — Les aliments ci-dessus éliminés, la composition générale du régime sec est la suivante :

Boissons : La meilleure boisson est sans contredit l'eau de source pure, ou l'eau faiblement minéralisée non gazeuse ou très peu gazeuse : Évian, Contrexéville, Vittel, Martigny, Chaudefour, mais on peut faire boire avec avantage (Bouveret) un peu d'eau, d'eau chaude surtout, 1 h. 1/2 à 2 heures après le repas.

Au besoin, lavement d'eau.

Après l'eau, vin blanc coupé d'eau.

Eau additionnée d'alcool.

Infusion chaude de tilleul.

Thé léger.

Le lait ne convient pas toujours, malgré ses avantages divers.

La quantité de boisson ne doit pas dépasser 300 à 375 *centilitres* par repas.

Pain : Rassis, très cuit ou de préférence *grillé*. Le grillage n'a pas pour seul résultat de sécher la mie et d'en éliminer l'eau ; il arrête la fermentation panaire de la mie. On n'a pas noté un autre effet du grillage, c'est de contraindre celui qui en fait usage à une mastication complète et sérieuse, de sorte que les aliments ne peuvent être avalés qu'après division parfaite. Leur imprégnation par les ferments digestifs en est d'autant facilitée.

Le goût que donne au pain la torréfaction produite par le grillage n'est pas non plus indifférent. Le pain par le grillage acquiert plus de digestibilité.

Le pain de Graham, le pain complet, le pain de Kneip, n'ont pas suffisamment fait leurs preuves. Même grillés, ils restent toujours un peu grossiers. On peut les réserver pour des circonstances particulières, pour combattre momentanément la constipation, par exemple.

Le pain bis, le pain de seigle, toujours grillés, seraient peut-être préférables, le pain bis surtout.

Viandes : Viandes rouges et blanches, très cuites, sans sauce (viandes braisées, bœuf à la mode, poule au riz, volaille en daube).

OEufs : On peut en recommander l'usage large.

Légumes : Les féculents, pommes de terre,

haricots, etc., en purée passée, pour rejeter les enveloppes composées de cellulose qui ne se laissent transformer que par la fermentation microbienne.

Les légumes verts, bien cuits, additionnés de beurre plutôt que de graisse en très faible quantité.

Fruits : En compote, sans eau, légèrement sucrée. Le sucre en excès peut aboutir à la fermentation lactique dans l'estomac.

Mode d'administration. — La composition du régime une fois indiquée, il reste à noter l'ordonnance des repas.

Autant que possible, on évite le petit repas du matin ; lorsqu'on ne peut le supprimer, on ne donne que quelques aliments secs, sans boisson.

On ne permet que deux repas, espacés d'environ 7 heures le jour et de 11 à 12 heures la nuit, de façon à permettre à l'estomac de se vider avant qu'il reçoive des aliments nouveaux.

Effets. — Ce régime en grande partie végétarien avec réduction des liquides ingérés amène la diminution de la stagnation stomacale manifestée par le clapotage.

La diminution des toxines se traduit par la moindre toxicité urinaire.

Inconvénients. — Il ne faut pas pousser trop loin la réduction des liquides. L'organisme a besoin pour son bon fonctionnement d'une certaine quantité de liquide au-dessous de laquelle il périclite.

On a noté de l'albuminurie consécutive à la trop grande privation d'eau et même des cas de mort.

Un des écueils du régime sec est l'amaigrissement.

La constipation peut résulter de la consommation d'aliments contenant peu de déchets. On peut par le choix de certains aliments parer à cet inconvénient.

Il se peut qu'on soit forcé d'interrompre le régime sec chez les dilatés et d'avoir recours au régime lacté ou au régime des petits repas rapprochés. Nous allons exposer ces régimes d'exception.

2° *Régime lacté.*

BASE DU RÉGIME. — Par le régime lacté, chez les dilatés, on se propose de faire un lavage de l'organe.

COMPOSITION. — (Voir *Régime lacté*, page 206).

ADMINISTRATION. — A petite dose.

3° *Régime des petits repas rapprochés.*

Certains auteurs préconisent aux dilatés de l'estomac les petits repas répétés.

BASE DU RÉGIME. — Cette pratique a pour but d'éviter la surcharge de l'organe, mais elle aboutit peut-être à remplir constamment un estomac non vidé.

COMPOSITION ET MODE D'ADMINISTRATION. — Quoi qu'il en soit, voici, en suivant cette méthode, comment on peut ordonnancer les repas, d'après Rosenheim ;

6 heures...	Thé...............	100 grammes
	Pain :.............	50 —
	1 œuf...........	

9 heures...	Gelée de viande...	100 grammes
	Biscuit...........	50 —
	Beurre...........	10 —
	Sherry...........	1 verre.

Midi.......	Bifteck à l'anglaise.	150 grammes
	Riz bien cuit au au-	
	tre légume......	100 —
	Vin rouge (?)......	150 —

3 heures...	Pain blanc........	30 grammes
	Lait........	200 c. cubes

6 heures...	Pain blanc	100 grammes
	Viande fumée.....	50 —
	Biscuit.....	50 —
	Beurre...........	20 —
	Vin rouge (?)......	100 c. cubes

9 heures...	Biscuit..... ..	aa 100 grammes
	Thé...........	

Régime dans la dyspepsie nervo-motrice.

BASE DU RÉGIME. — On a pour but, dans cette variété de dyspepsie, de nourrir son malade un peu comme le dilaté pur, à l'aide d'un régime plus ou moins sec, mais en même temps à l'aide d'une alimentation qui excite la sécrétion gastrique.

COMPOSITION. — Dans la *dyspepsie nervo-motrice*, M. Albert Mathieu recommande le régime suivant :

Boissons.

DÉFENDUES.	RECOMMANDÉES (par gradat.).
Vin rouge. Boissons alcooliques fortes ou acides (bières anglaises, cidres, etc.). Glace.	Boissons chaudes : thé léger, grog léger, simple, américain. Décoctions : camomille, tilleul, fleurs d'oranger, etc. Eau pure. Eaux minérales peu minéralisées et peu gazeuses : Pougues, Bussang, Alet, Evian. Vin blanc coupé d'eau. Bière légère coupée d'eau.

Lait et képhir à réserver.

Quantité maxima de boissons : 1 litre à 1 litre et demi de liquide par jour.

Aliments.

Pain bien cuit, rassis, 100 grammes à chaque repas.

Premier déjeuner: 7 heures ou 7 heures et demie.

Au choix : 1° une tasse de lait chaud, avec café ou thé, pain grillé ou gâteaux secs.

2° Un œuf à la coque, un demi-verre de thé léger chaud, peu sucré, pain grillé, gâteaux secs.

3° Potage au lait léger, aux pâtes, tapioca, semoule, biscotte.

Deuxième déjeuner : 11 heures 1/2 ou midi.

Pain ; 60 grammes au maximum.

1er Plat : 1 ou 2 œufs à la coque, brouillés, à la crème ou au jus.

2e Plat : 100 à 150 grammes d'un des mets suivants :

Viande : Filet rôti ou grillé. Côtelette de mouton. Gigot rôti ou cuit à l'étuvée. Poulet rôti, faisan, perdreau. Jambon, cru surtout, finement divisé. Ris de veau bouilli ou frit. Cervelle bouillie.

Poisson : Sole ou merlan frits. Barbue, turbot bouillis, sauce simple, à la crème, à la fécule, au jaune d'œuf. Brochet ou perche, au court-bouillon.

3e Plat : Purées de pommes de terre au lait, au bouillon. Choux-fleurs, pois, lentilles, haricots, châtaignes, julienne, carotte, céleri, artichauts. Épinards au lait, au jus. Chicorée, laitue cuite au jus, au lait. Petits pois à la crème. Salsifis. Scorsonères. Crones. Topinambour.

Entremets au lait, aux œufs, peu sucrés.

Desserts : fromage blanc, peu fort.

Fruits cuits, compote, marmelade.

Pêches, fraises, raisins.

Gâteaux secs, peu sucrés.

Diner : 7 heures ou 7 heures 1/2, léger.

Potage épais, lait ou bouillon.

Pain, 30 à 40 grammes ou moins.

Viande ou 2 œufs à la coque ou brouillés.

Régime dans l'ulcère rond, dans le cancer de l'estomac.

C'est surtout le régime lacté qu'on emploie (voir p. 206).

Au lait, on ajoute la poudre de viande (Debove), qu'on administre parfois par la sonde.

ARTICLE XIII. — RÉGIME DANS LES MALADIES DE L'INTESTIN.

Régime des constipés.

BASE DU RÉGIME. — La constipation habituelle appartient à ce groupe de troubles fonctionnels qu'on traite mieux par le régime que par les médicaments.

Pour arriver à rétablir le bon fonctionnement de l'intestin par les seuls moyens diététiques, il faut, dans le choix des aliments, se guider sur trois indications principales :

1° Prescrire des aliments qui laissent après la digestion des résidus copieux, qui stimulent la sécrétion et la motilité de l'intestin ;

2° Recommander des substances chargées en sels minéraux et en sucre, capables d'agir à la façon des purgatifs sur la sécrétion intestinale ;

3° Donner en nature ou favoriser la production d'acides organiques qui provoquent la contraction de l'intestin.

D'après ces conditions, on peut déjà pressentir que le régime végétarien jouera un rôle important dans la diététique des constipés.

COMPOSITION. — *Boissons* : On a recommandé de préférence au vin, les boissons sucrées ou acides, comme le *cidre*, soit pur, soit mélangé à une certaine quantité d'eau. Au besoin, le cidre de poire ou poiré, selon la tolérance du tube digestif.

Les vins mousseux, *Champagne* de marques diverses, les vins doux et mousseux, les vins de *Saumur*.

Comme autres liquides : le *petit-lait*, le képhyr, le lait en nature, coupé, le thé, le café.

Pain : Au pain de froment ordinaire, on substitue le *pain bis*, le *pain de son*, le *pain de Graham*, le *pain* dit *complet*, le *pain de seigle*.

Viandes : Grasses.

Poissons : Gras.

Légumes : Pommes de terre, navets, carottes, asperges, haricots verts, pois, lentilles.

Nouilles, macaroni, lasagne.

Beurre, crème.

Fruits : Prunes, prunelles, figues, pommes.

On ajoute aux compotes du sucre ou mieux du sucre de lait.

Régime des hémorroïdaires.

BASE. — Dans le régime à recommander aux hémorroïdaires, il y a deux conditions à remplir : d'abord la prévention, par une alimentation sobre et peu irritante ; puis, lorsque celle-ci n'a pu aboutir ou a manqué, maintenir le *statu quo* ou essayer la rétrocession plus ou moins grande, par un régime qui fournisse un bol fécal non résistant, évacué sans efforts.

Composition. — La composition du régime des hémorroïdaires n'a rien de spécial ; il emprunte ses prescriptions à celui des goutteux (p. 235) et des constipés (p. 300).

Les hémorroïdaires sont des arthritiques et comme tels ils doivent avoir la nourriture propre à corriger le vice de nutrition, classé sous le titre d'arthritisme ou de goutte.

Le régime des constipés agit au point de vue mécanique ; c'est un palliatif, qui a son importance.

Régime des diarrhéiques.

Base. — Réduire les déchets de la digestion au minimum, tel est le but à poursuivre. C'est le *régime carné*.

Composition. — *Boissons* : Vins tanniques, Bordeaux.

Pain : Bien cuit en petite quantité.

Viandes : Grillées ou crues, en pulpe, parfois déguisées.

Légumes : Farine de riz, d'orge.

Fruits : Compotes de coings.

Ration. — On commence par 10 grammes de viande crue ; pour arriver à 400 grammes.

Inconvénients. — Répugnance.

Indications. — *Entérite chronique, dysentérie,*

Article XIV. — Régime dans les maladies du foie et des voies biliaires.

Régime dans les maladies du foie.

Le plus souvent, régime lacté (p. 206).

Régime dans les maladies des voies biliaires
(lithiase biliaire).

Composition. — Éviter les corps gras, les jaunes d'œuf, l'oseille, les condiments acides.

Recommander les légumes verts, les fruits mûrs.

Article XV. — Régime dans les dermatoses.

Nos maîtres de l'École de l'hôpital Saint-Louis nous ont enseigné l'influence que peut avoir une alimentation mal dirigée sur les poussées du côté de la peau.

Entre le tube digestif et la surface cutanée, il y a des relations intimes.

Chez l'enfant, la suralimentation intempestive aboutit à l'eczéma, aux dermatoses diverses, qui s'amendent dès qu'un régime hygiénique est institué.

L'acné, le psoriasis, l'urticaire et bien d'autres maladies cutanées subissent le contre-coup d'une hygiène alimentaire défectueuse.

Le traitement local ne suffit pas à sa tâche et ne produit pas le résultat espéré sans l'adjuvance du régime.

Régime de M. le Dr Gaucher. — Dans les dermatoses diathésiques, les seules qui soient influencées par l'alimentation, M. Gaucher prescrit un régime, qualifié de *régime spécial* et institué par lui depuis plusieurs années, dans son service hospitalier, à l'hôpital Saint-Antoine et à l'hôpital Saint-Louis.

Ce régime alimentaire découle des théories professées par l'auteur sur les altérations humorales qui constituent la diathèse arthritique et sur la pathogénie des dermatoses diathésiques (1).

Base du régime. — D'après M. Gaucher, la diathèse est une *auto-intoxication chronique* par les matières extractives ou les matières azotées incomplètement comburées.

Le but du régime doit donc être d'abord et surtout d'écarter de l'alimentation les aliments riches en matières extractives, en même temps que, par des laxatifs et des diurétiques, on favorise l'élimination de ces mêmes matières, formées dans l'organisme par la désassimilation des tissus.

Une seconde indication consiste à proscrire également les aliments fermentés ou facilement fermentescibles, dont les produits de décomposition ajoutent leur toxicité à l'intoxication générale de l'économie.

Pour la même raison, il faut défendre les acides, les alcools, les crudités, tous les aliments indigestes, qui troublent les fonctions de l'estomac et augmentent les fermentations digestives anor-

(1) Gaucher, *Traité de médecine et de thérapeutique* de Brouardel, t. III, p. 678-681, article Maladies de la peau.

males, dont les produits toxiques sont absorbés par l'intestin. Ces intoxications d'origine intestinale et de nature microbienne, qu'il ne faut pas confondre avec l'auto-intoxication provenant du vice général de la nutrition, viennent néanmoins ajouter leurs effets à ceux de l'altération humorale préexistante.

En tenant compte de ces trois indications, M. Gaucher règle de la manière suivante le régime diététique des dermopathes :

COMPOSITION DU RÉGIME. — 1° *Aliments défendus* :

En première ligne, le *bouillon de viande*, qui est une solution de matières extractives (1) et le plus putrescible des aliments.

Les jus de viande, les extraits de viande, les poudres de viande.

Les sauces et les ragoûts.

Le gibier, le canard et l'oie.

La charcuterie.

Les poissons de toute espèce, les coquillages et les crustacés ; cette prohibition du poisson a besoin d'être expliquée : la chair du poisson, par sa composition chimique, est très rapidement altérable. Le poisson vendu à Paris, le poisson de mer surtout, est pêché au moins depuis trente-six à quarante-huit heures et sa chair est déjà altérée. Le poisson

____

(1) « Le bouillon est une solution de poison. » (Gaucher.) —Voy. *Recherches expérimentales sur la pathogénie des néphrites par auto-intoxication* (Revue de médecine, nov. 1888), et *Pathogénie du mal de Bright* (Bull. Soc. méd. des hôp. de Paris, janvier 1888).

frais, soit le poisson de rivière, soit le poisson de mer, consommé sur place et cuit aussitôt qu'il est pêché, n'est pas nuisible. C'est une distinction que ne font pas habituellement les dermatologistes, sans doute parce qu'ils ne connaissent pas la composition chimique des aliments. En tout cas, le poisson doit être consommé bouilli ou grillé, jamais frit.

Sont également défendus :

Les fritures de tout genre.

Les viandes peu cuites.

La triperie ; les salaisons.

Les graisses.

Les fromages.

Parmi les légumes : les choux, les choux-fleurs. les aubergines, les tomates, l'oseille, le cresson, les radis, les cornichons, les oignons, l'ail, l'échalote, les truffes, les champignons.

Les fraises, les groseilles et les fruits acides ; les noix, les noisettes, les amandes.

Le vinaigre, les condiments et les épices.

Les pâtisseries ; le pain frais.

Le vin pur, les boissons alcooliques de toute espèce ; le café noir, le thé fort ; la bière (en France).

2° *Aliments permis* :

Le lait, le laitage, la crème.

Les œufs à la coque.

Les viandes de boucherie assez cuites, rôties, grillées ou bouillies, sans sauce.

Le poulet, la dinde, le pigeon, la caille fraîche.

Les légumes quelconques, verts ou féculents

(à l'exception de ceux indiqués plus haut), accommodés au maigre, c'est-à-dire au lait, au beurre ou à la crème. Les féculents doivent de préférence être préparés en purée.

Les fruits crus très mûrs (à l'exception de ceux indiqués plus haut).

Les fruits cuits en compotes.

Le pain rassis ou grillé.

Le vin, blanc ou rouge, *naturel*, largement coupé d'eau (1/4 de vin, 3/4 d'eau).

Le café ou le thé légers, coupés par moitié avec du lait.

Régime de M. le Dr Brocq. — Base du régime. — On doit avoir en vue d'écarter de l'alimentation toutes les substances dont les produits de digestion fournissent des corps irritants ou toxiques, qui peuvent irriter l'estomac ou être le point de départ de troubles digestifs.

Composition du régime. — A l'hôpital Saint-Louis, dont M. le Dr Brocq à transporté la bonne et salutaire tradition à l'hospice de La Rochefoucault, on dresse pour le malade une liste d'aliments sinon défendus, du moins pouvant être nuisibles.

Muni de cette précieuse liste, le malade, par des tentatives timides, mais habiles, doit faire un choix entre ces aliments.

Certains sujets ne peuvent manger des fraises sans s'exposer à coup sûr à une poussée d'urticaire, tandis que ce fruit peut impunément être consommé par d'autres.

Il faut tenir compte de toutes les particularités, de toutes ces idiosyncrasies.

Mais une fois l'expérience faite, se tenir pour averti et ne pas renouveler de tentative.

Voici, d'après l'enseignement des médecins dermatologistes de l'hôpital Saint-Louis, et de M. Brocq, la liste sur laquelle devront porter les prohibitions :

1° *Boissons nuisibles.* — En général, les liquides alcoolisés.

Bières transportées, vins de provenance douteuse, liqueurs, café et thé.

2° *Assaisonnements défendus.* — Vinaigre, moutarde, poivre, piment, etc.

3° *Aliments pouvant être nuisibles.* — *Viandes* : Fumées et conservées, charcuterie, jambon, gibier, viandes peu cuites.

Graisses : Beurre pas frais, de mauvaise qualité, graisses avariées même légèrement.

Poissons de mer : Dorades, carangues, sardines, harengs, maquereaux, saumons, poissons armés, raies, poissons conservés, salés. fumés.

Mollusques : Coquillages de mer, moules, huîtres (peu fraîches).

Crustacés : Homards, langoustes, crevettes, crabes, écrevisses.

Fromages : Salés, fermentés, de haut goût.

Légumes, Salades, etc. Choux, choux-fleurs, oseille, tomate, concombre, cresson, truffes.

Fruits acides : Fraises, framboises, groseilles.

Fruits gras : Noix, amandes.

A cette liste de prohibitions possibles, il convient même de joindre quelques aliments, habituellement anodins pour le plus grand nombre et nuisibles pour d'autres individus.

C'est ainsi que certains sujets offrent une intolérance absolue pour le veau, le dindon, les œufs, la farine d'avoine, etc. ; ces aliments, même en faible quantité, agissent comme toxiques.

RÉGIMES GRADUÉS. — On doit distinguer plusieurs sortes de régimes chez les malades atteints de dermatoses. Ces régimes s'échelonnent selon leur rigueur même, dictée par la sévérité de la poussée à la peau.

1° *Régime lacté exclusif* (voir p. 206). — L'emploi du lait seul est réservé aux dermatoses à poussées aiguës et à allures graves.

Même sans albuminurie, le lait est indiqué ; s'il y a albuminurie, l'indication se double.

Le régime lacté ne comporte pas de particularités bien spéciales, sinon de s'adapter aux fonctions digestives du sujet.

On donne le lait pur ou additionné d'eau alcaline : Vichy, Vals.

2° *Régime léger mixte.* — Dans les dermatoses plus superficielles, moins sérieuses au point de vue général ou après quelque temps de régime lacté, on institue une alimentation légère et mixte.

On permet l'usage des produits alimentaires suivants :

Boissons : Bière légère, très peu alcoolisée, bières de bonne fabrication locale.

Lait.

Viandes : Viandes de boucherie habituelle,

bœuf, mouton, veau (plus à surveiller), *de très bonne qualité, bien cuites, sans sauce compliquée.*

Légumes verts, cuits à l'eau, et mieux à la vapeur.

Tubercules en purée (pommes de terre).

Fruits cuits, ou fruits très mûrs, dont il est possible d'enlever la peau.

3° *Régime large.* — Avec ce degré ultime, on revient à l'alimentation usuelle et c'est pour fixer ce régime qu'on tâte la susceptibilité du malade pour les aliments pouvant être nuisibles.

FIN.

TABLE DES MATIÈRES

FIN DE LA TABLE DES MATIÈRES.

4059-96. — CORBEIL. Imprimerie ÉD. CRÉTÉ.